DES

DOCTRINES MÉDICALES

PROFESSÉES

PAR LES MÉDECINS DE L'HOPITAL SAINT-LOUIS

en 1861.

Paris. — RIGNOUX, Imprimeur de la Faculté de Médecine,
rue Monsieur-le-Prince, 31.

DES

DOCTRINES MÉDICALES

PROFESSÉES

PAR LES MÉDECINS DE L'HOPITAL SAINT-LOUIS

en 1861,

PAR

ÉMILE BAUDOT,

Docteur en Médecine de la Faculté de Paris,
ancien Interne des Hôpitaux civils de Paris,
Lauréat des Hôpitaux et de la Faculté de Médecine;
Médailles de Bronze de l'Administration des Hôpitaux, etc. etc.

PARIS.

ADRIEN DELAHAYE, LIBRAIRE,
place de l'École-de-Médecine, 23.

1862

A M. LE DR BAZIN,

Médecin de l'hôpital Saint-Louis,
Chevalier de la Légion d'Honneur, etc. etc

En moins de dix années, vous avez renové les sciences dermatologiques : grâce à vos admirables travaux, un traitement scientifique et efficace des affections parasitaires a été institué ; une classification naturelle a été fondée ; l'étiologie des affections cutanées, et partant leur traitement, a été irrévocablement fixée..... ; en un mot, grâce à vous, s'est élevé un édifice majestueux et dont on peut dire qu'il sera plus durable que l'airain !

D'autre part, vous m'avez toujours témoigné une bienveillance qui m'a profondément touché, et vous m'avez prodigué à pleines mains les trésors de science que vous avez laborieusement amassés depuis près de trente ans !

C'est à ce double titre de régénérateur des sciences dermatologiques, de maître rempli de dévouement pour ses élèves, que je vous prie de vouloir bien accepter la dédicace de cette thèse inaugurale.

Peut-être ma plume n'a-t-elle pas toujours été au niveau de votre talent ; soyez convaincu du moins que mon cœur a toujours été à la hauteur de votre bienveillance !

Agréez, cher maître, l'assurance du profond dévouement de
votre élève,

Émile BAUDOT.

DES

DOCTRINES MÉDICALES

PROFESSÉES

PAR LES MÉDECINS DE L'HOPITAL SAINT-LOUIS

en 1861.

Vers l'année 1776, Plenck, professeur à l'Université de Bade, publia une classification nouvelle des maladies de la peau, basée sur
la considération de l'élément primitif, et ayant pour but de rapprocher les unes des autres et de réunir dans une même classe les maladies caractérisées à leur période d'état par une même lésion élémentaire. Cette classification comprenait quatorze classes : celles
des *maculæ, pustulæ, vesiculæ, bullæ, papulæ, crustæ, squamæ,
callositates, excrescentia, ulcera cutanea, insecta cutanea, morbi
unguium, morbi capillorum.*

Willan accepta l'idée mère de la classification de Plenck, et
groupa les affections cutanées en prenant pour bases les mêmes
principes que l'auteur allemand, mais il s'attacha à démontrer que
le médecin de Bade avait multiplié à loisir et inutilement le nombre
des classes, que l'admission de celle des *crustæ* et de celle des *ulcera
cutanea* exigeait que l'on plaçât la variole dans la classe des pustules
à une période de son évolution, et dans celle des croûtes à une
autre période ; les aphthes dans l'ordre des affections vésiculeuses
et dans celui des *ulcera cutanea* ; une même affection, en un mot,

dans des ordres différents ; et il proposa, pour remédier à ces inconvénients, de n'admettre que les huit ordres suivants :

ORDRE Ier. — *Papulæ.*

Strophus.
Lichen.
Prurigo.

ORDRE II. — *Squamæ.*

Lepra.
Psoriasis.
Pityriasis.
Ichthyosis.

ORDRE III. — *Exanthemata.*

Rubeola.
Scarlatina.
Urticaria.
Roseola.
Purpura.
Erythema.

ORDRE IV. — *Bullæ.*

Erysipelas.
Pemphigus.
Pompholix.

ORDRE V. — *Pustulæ.*

Impetigo.
Porrigo.

Ecthyma.
Variola.
Scabies.

ORDRE VI. — *Vesiculæ.*

Varicella.
Vaccina.
Herpes.
Rupia.
Miliara.
Eczema.
Aphtha.

ORDRE VII. — *Tubercula.*

Phyma.
Verruca.
Molluscum.
Vitiligo.
Acne.
Sycosis.
Lupus.
Elephantiasis.
Frambœsia.

ORDRE VIII. — *Maculæ.*

Ephelis.
Nævus, spilus, etc.

Cette classification fut généralement adoptée par les compatriotes de Willan, ne tarda pas à faire son entrée en France, et, patronée, défendue par Biett, jouit bientôt d'une immense popularité ; bien mieux, on oublia qu'elle avait germé dans le sol germanique, qu'elle était éclose sous le ciel allemand, et on ne la désigna plus que sous le

nom de classification à Willan. Ainsi est-il de la plupart des découvertes humaines, dont on rapporte la gloire moins à l'homme qui
les a faites qu'à celui qui les a perfectionnées !

Cependant la classification de Willan présente, à côté d'un faible
mérite, un immense inconvénient : si elle tend en effet à fixer l'esprit sur les affections cutanées elles-mêmes, si elle conduit le médecin à rechercher leurs éléments anatomiques, à séparer nettement
les unes des autres les diverses affections, à en tracer une description exacte, du moins élève-t-elle les lésions et les symptômes au
degré de maladies (Bazin), fait-elle considérer les affections cutanées non comme des manifestations symptomatiques de maladies
multiples, mais comme autant d'êtres indépendants, jouissant d'une
vie propre, et contre lesquels on doit exclusivement diriger sa thérapeutique ; en un mot, détruit-elle toute thérapeutique générale,
pour ne plus laisser subsister qu'un traitement local.

Ces propositions ne sont pas le résultat d'opinions préconçues et
théoriques, mais au contraire constituent l'expression de faits ac-
complis. L'événement n'a-t-il pas prouvé en effet que tous les willanistes ont été et sont organiciens, que Biett, MM. Cazenave, Gibert, Devergie, etc., confondirent et confondent encore, aussi bien
que Willan, la maladie avec l'affection, la lésion et le symptôme ;
ne préconisèrent jamais qu'un traitement local, ou si quelquefois ils
ordonnèrent des modificateurs généraux de l'économie, n'eurent jamais une ligne de conduite bien tranchée, ne possédèrent jamais un
guide capable de les diriger dans la voie difficile de la thérapeutique ? Essayons d'ailleurs de prouver ces assertions.

Les premières pages de l'*Abrégé pratique des maladies de la peau*
de Bateman, disciple fidèle de Willan, sont consacrées à la description des affections papuleuses, c'est-à-dire du strophulus, du lichen
et du prurigo ; eh bien ! les quatre premières lignes nous donnent
un aperçu des opinions de Bateman : « Les boutons, dit-il, paraissent
tirer leur origine d'une inflammation des papilles de la peau, qui

élargit, élève, durcit les papilles et leur fait prendre une couleur plus ou moins rouge. »

Ainsi, dès le début de l'ouvrage, nous voyons Bateman s'attacher à indiquer si l'état des papules est inflammatoire ou non, comme si cette connaissance devait nous fournir quelque indice diagnostique, pronostique ou thérapeutique ; dès le début, nous voyons l'auteur anglais se constituer un organicien que n'aurait pas désavoué le célèbre Broussais !

Du moins, si Bateman admet que les affections papuleuses sont dues à une inflammation des papilles de la peau, rattache-t-il peut-être cet état inflammatoire à une cause générale ? Nullement.

« Le strophulus, dit-il, est une affection papuleuse qui se manifeste chez les enfants à la mamelle, et reconnaît pour cause l'état très-prononcé du système vasculaire et de l'irritabilité de la peau à cette époque de la vie, lorsque la constitution est accidentellement dérangée par une irritation soit dans le canal alimentaire, les gencives, soit dans d'autres parties. »

« Le lichen est une éruption étendue de boutons, attaquant les adultes, liée avec un dérangement intérieur, c'est-à-dire à une irritation de l'estomac, un état nerveux, etc. »

« Le prurigo est distinctement lié avec un dérangement de l'estomac, à l'obstruction des viscères. »

Ainsi un état nerveux, une irritation de l'estomac, telles sont les causes sous l'influence desquelles surviendrait le lichen. Or l'état nerveux constitue une cause prédisposante, et l'irritation gastrique une cause occasionnelle uniquement capable de provoquer l'apparition de la manifestation cutanée.

Mais nous ne trouvons nulle part le nom d'une maladie dont le lichen serait la manifestation. Comment en serait-il ainsi d'ailleurs, puisque le lichen est une maladie aux yeux des willanistes ? Mais alors la thérapeutique doit avoir pour fin exclusive de modérer l'état inflammatoire de la peau, d'obvier à l'irritation de l'estomac, l'obstruction des viscères, etc. Ainsi est-il en effet. « Le malade, dit Bateman, ne doit pas s'échauffer soit par un exercice trop prolongé, soit par des moyens stimulants, mais suivre un régime léger, faire usage de boissous délayantes et parfois de légers laxatifs, lotionner les parties malades avec des liquides émollients, etc.»

« L'acide sulfurique, ajoute-t-il, est un tonique agréable à l'estomac dans la période de desquamation. »

Les réflexions que nous venons de faire relativement aux affections papuleuses, nous devrions les répéter, si nous envisagions les affections squameuses, le psoriasis, le pityriasis, les affections vésiculeuses, etc., etc.

N'est-il pas maintenant évident que Willan et Bateman ont considéré les affections de la peau comme des maladies, n'ont pas cherché à les subordonner à une maladie constitutionnelle, telles que la scrofule, la dartre, la syphilis même? N'est-il pas évident que ces opinions les ont conduits à une thérapeutique sinon nuisible, du moins peu efficace et souvent nulle ; qu'à leurs yeux il faut ordinairement, pour guérir les maladies de la peau, agir directement sur la membrane cutanée et sur le canal alimentaire? tandis que nous croyons et espérons prouver qu'il faut modifier l'état scrofuleux, dartreux, syphilitique, arthritique, qui a engendré l'affection.

Nous avons passé sous silence le reproche adressé à la classification de Willan, de rapprocher des affections souvent différentes par leur marche, leur durée..... parce qu'il est aussi ancien qu'elle. Nous n'avons pas cru devoir insister sur les erreurs que commit Willan en plaçant l'érysipèle dans la classe des affections bulleuses, le purpura dans celle des exanthèmes : ces défauts sont imputables à l'homme, et non à la classification. Notre unique but a été de démontrer que Willan et Bateman considéraient les affections de la peau comme des maladies et non comme des manifestations d'une maladie, que leur thérapeutique était essentiellement locale.

Plus de cinquante ans se sont écoulés depuis le jour où parut la classification de Willan, et cependant trois des médecins actuels de l'hôpital Saint-Louis, MM. Cazenave, Gibert, Devergie, professent encore, ainsi que le prouvent leurs écrits, leur enseignement et leur pratique journalière, un respect filial pour la doctrine du dermatologiste anglais. Sans doute ils n'ont pas reproduit les erreurs qui lui étaient échappées, sans doute l'un d'eux a accepté franchement la découverte du parasitisme et les résultats pratiques qui en découlent, mais aucun n'a modifié les bases de sa doctrine, et M. Gibert a fait entrer, bon gré, mal gré, dans le vieil édifice, les affections porositaires, étonnées de leur présence au milieu d'êtres aussi dissemblables que ceux qui les entourent.

Si du moins aucun progrès n'avait été réalisé, si on ne leur avait pas indiqué les inconvénients de la classification de Willan, les erreurs doctrinales de ce dermatologiste, si enfin un édifice nouveau n'avait pas été laborieusement construit, on comprendrait que le drapeau willaniste pût encore flotter au-dessus de l'hôpital Saint-Louis ; mais quand, en 1861, existe une doctrine nouvelle, une classification nouvelle, dont les avantages théoriques et pratiques ne sauraient supporter le parallèle avec les faibles mérites de la classification de Willan, j'avoue que je ne saurais trop blâmer les hommes qui marchent encore dans le sentier de l'erreur.

Donnons un exposé rapide des opinions en dermatologie de MM. Cazenave, Gibert et Devergie.

§ Ier. *Doctrines de M. Cazenave*. — Les doctrines de M. Cazenave sur les affections de la peau sont identiques à celles de Willan. La classification est la même, sauf les modifications peu importantes qu'y avait apportées son maître Biett. « Sans doute, dit-il, la classification de Willan est loin de rien laisser à désirer, non-seulement il est singulier de trouver les unes à côté des autres des maladies si différentes par leur nature et leur marche, parce que leurs lésions élémentaires sont pour ainsi dire analogues (roséole, teigne, impétigo), mais encore la nature ne se prête pas toujours aux divisions artificielles..... Enfin quelques affections ne peuvent être rangées dans les huit ordres : telles sont le lupus, la pellagre.

« Cependant nous avons adopté la classification de Willan, parce qu'aujourd'hui plus que jamais c'est le meilleur guide, le vrai moyen pour arriver sûrement au diagnostic si difficile de ces affections.

« Ainsi nous avons classé les maladies de la peau d'après leurs formes extérieures, leurs lésions élémentaires, en renvoyant à autant de chapitres différents le lupus, la pellagre, les boutons d'Alep, les syphilides, le purpura, l'éléphantiasis des Arabes, la kéloïde, affections qui nous ont paru ne pouvoir se rapporter à aucun des huit ordres principaux : exanthèmes, vésicules, bulles, pustules, papules, squames, tubercules, macules. »

Cette classification offre, comparée à celle de Willan, quelques différences, mais hélas ! qui sont essentiellement au désavantage de M. Cazenave. Envisagé au point de vue anatomique, le lupus n'est-il pas une affection tuberculeuse, les syphilides ne revêtent-elles pas toutes les formes extérieures des affections cutanées d'une autre nature ? La syphilide papuleuse ne devrait-elle pas être placée dans l'ordre des papules, et non dans la classe des syphilides ? le lupus dans l'ordre des tubercules ?

Nous avons vu que Willan et Bateman considéraient le lichen comme une maladie papuleuse liée à un état nerveux, à une irritation gastrique, mais ne le rattachaient ni à la scrofule ni à la dartre. Ainsi est-il de M. Cazenave.

« Le lichen, dit-il, est caractérisé par des élévations pleines, solides, le plus ordinairement très-petites, légèrement rouges ou de la couleur de la peau, presque toujours agglomérées et accompagnées de prurit.

« Il peut être aigu ou chronique, etc.....

«*Causes.* Le lichen affecte tous les âges, les deux sexes; on l'observe principalement en été et au printemps, sous l'influence des ardeurs du soleil, des veilles, d'écarts de régime, chez les gens qui manient des substances pulvérulentes, du sucre; enfin il est quelquefois le résultat de phlegmasies intérieures.

« *Traitement.* Le lichen simplex aigu ne réclame d'autre traitement que quelques boissons délayantes et des bains tièdes, souvent même des bains de rivière.

«Quand il est chronique, il faut avoir recours à des limonades végétales, des laxatifs, des bains, etc.

« Quand la maladie persiste, il faut avoir recours aux préparations arsenicales. »

Ne semble-t-il pas, en lisant ces lignes, entendre une seconde fois la description du lichen de Bateman? Les causes ne sont-elles pas les mêmes, le traitement identique? Cependant M. Cazenave a ajouté qu'il fallait faire usage de l'arsenic quand le lichen était chronique et résistait aux moyens locaux. Mais pourquoi? Quelle doit être l'action de ce modificateur général? Enfin, s'il est vrai, ainsi que nous le démontrerons, que le lichen soit porositaire artificiel et symptomatique de quatre maladies constitutionnelles, l'arsenic donné à l'intérieur, dans le cas du lichen porositaire, ne sera-t-il pas plus nuisible qu'utile? N'en sera-t-il pas de même si le lichen est scrofuleux ou arthritique? M. Bazin ne nous a-t-il pas raconté plusieurs fois qu'il avait observé la production de tubercules pulmonaires chez des scrofuleux dont on avait traité les manifestations cutanées par l'arsenic, l'apparition d'affections cancéreuses chez des arthritiques auxquels on avait ordonné l'usage de préparations arsenicales?

Ainsi, à l'exemple de Bateman, le médecin de Saint-Louis a considéré les affections de la peau comme des maladies, n'a pas cherché à les rattacher à une maladie constitutionnelle, n'a même pas fait la distinction capitale du lichen de cause externe et du lichen de cause interne, n'a pas admis les affections porositaires, bien que près de trente ans se soient écoulés depuis le jour où Gruby et Shoenlein ont découvert l'existence de spores végétales dans les cheveux des teigneux.

Que nous envisagions d'ailleurs l'eczéma, le psoriasis et le pityriasis, et nous serons conduits aux mêmes réflexions. Si du moins M. Cazenave avait accepté les conquêtes thérapeutiques faites dans les dernières années, s'il avait accepté les résultats des travaux de M. Bazin sur les teignes, s'il employait l'épilation. Mais non, il reconnaît que dans les cheveux et autour d'eux existent des spores, des tubes. Mais il regarde cette découverte comme bonne tout au plus à intéresser les sciences naturelles, et n'ayant aucune importance au point de vue pratique; il rejette l'épilation et les parasiticides, et se borne à faire des lotions avec des substances alcalines, de l'iodure de soufre incorporé à de l'axonge s'il s'agit d'un favus, à appliquer des cataplasmes s'il s'agit d'un sycosis.

Bien mieux, M. Cazenave envoie aux frères Mahon, chargés du traitement des teigneux à l'hôpital Saint-Louis, envoie à ces empiriques les malades qui viennent se présenter à sa consultation.

Rendons toutefois à M. Cazenave la justice qui lui est due, et terminons en disant qu'il a le mérite d'avoir recherché le siége anatomique des affections cutanées; qu'il a placé le siége de l'eczéma dans les follicules sudoripares, celui du lichen dans les papilles nerveuses.

§ II. — M. Gibert a publié, en 1836, un traité des affections de la peau, qui avait les honneurs d'une deuxième édition en 1840, et ceux d'une troisième en 1860. Il m'a semblé intéressant de rechercher quelles étaient les différences qui pouvaient exister entre les opinions que professait le médecin de Saint-Louis en 1840, et celles qu'il professe en 1860.

La définition de la maladie de la peau que donne M. Gibert en 1861 est absolument identique à celle qu'il donnait en 1840; et ce pendant le lecteur pourra juger si elle mérite ou non d'importantes modifications.

« *Définition*. Nous désignerons, dit M. Gibert, plus particulièrement sous le nom de *maladies de la peau*, des affections morbides qui altèrent la couleur, la texture, les fonctions des téguments; qui se présentent sous des formes variées (taches, plaques, vésicules, pustules, etc.); qui donnent souvent lieu à la production d'écailles, de croûtes, etc.; s'accompagnent le plus communément de prurit, de douleur, de cuisson; ont généralement une assez longue durée, une grande tendance à s'étendre, à se reproduire; paraissent liées, dans plusieurs cas, à une sorte de diathèse, soit générale, soit locale (encore qu'elles permettent le plus souvent l'exercice libre et régulier de toutes les fonctions de nutrition et de relation); enfin réclamant, pour la plupart, des moyens de traitement spéciaux, parmi lesquels les topiques tiennent un rang distingué. »

Il est évident que M. Gibert a voulu donner une définition complète! Malheureusement il a oublié les termes les plus importants; on ne saurait songer aux affections artificielles et porositaires avec cette définition, pas même aux affections syphilitiques et scrofuleuses !

Et puis, qu'est-ce qu'une diathèse générale ou locale? Existe-t-il des diathèses locales ?

Est-il vrai enfin que les topiques tiennent le premier rang dans le traitement des affections de la peau? Mais est-il besoin de remèdes locaux pour guérir les syphilides ?

Enfin qu'est-ce que des « maladies de la peau qui sont des *affections?* » Ces expressions n'indiquent-elles pas qu'il existe une étonnante confusion dans l'esprit de M. Gibert? que, pour lui, maladies et affections sont synonymes ?

En 1840, Hippocrate n'avait pas eu l'honneur « d'établir la distinction fondamentale et si éminemment pratique des maladies de la peau en celles qui proviennent de cause externe et celles dites *spon-*

tanées ou de cause interne. » Mais depuis que M. Bazin, dans ses cours publics et dans ses ouvrages, a fait cette importante distinction, depuis que chaque jour l'illustre médecin ne cesse d'insister sur la nécessité de fonder sur cette distinction la classification des affections de la peau, M. Gibert, à force de recherches, a trouvé dans Hippocrate un petit passage qui lui permet de ne pas rapporter à son collègue la gloire de cette distinction, car il écrit, en 1860, les lignes suivantes, que l'on ne trouve pas dans la première édition : « Aussi est-ce à Hippocrate qu'il faut rapporter cette distinction fondamentale et si éminemment pratique des maladies de la peau en celles qui proviennent de cause externe et celles dites *spontanées* ou de cause interne. »

En 1840, M. Gibert écrivait : « Le plus sage est de s'en tenir au produit direct de l'observation, qui a montré aux médecins de tous les temps que les maladies de la peau étaient souvent liées à une diathèse spéciale qui les provoquait, les entretenait et les produisait. La difficulté est de discerner les cas où elles sont purement locales, de ceux où elles sont entretenues par des causes plus ou moins cachées ou plus ou moins générales, et, sous ce rapport, on doit louer les efforts du savant Lorry, encore qu'il n'ait pas eu tout le succès qu'il en espérait. »

En 1860, M. Gibert ajoute : « Bornons-nous, pour le moment, à constater ce fait important, qu'une différence radicale existe entre les maladies de la peau constitutionnelles de cause interne, et les affections accidentelles et de cause externe. » Mais qui a appris à M. Gibert qu'il existait des affections constitutionnelles, sinon M. Bazin ? Pourquoi donc passer son nom sous silence ?

En 1840, M. Gibert ne connaissait pas la nature parasitaire des teignes et la possibilité de la contagion. En 1860, il insiste sur ces faits, mais, il est vrai, rend à César ce qui lui appartient, cite M. Bazin, et le décore même du nom de savant médecin.

3

En 1840, M. Gibert consacrait le paragraphe 11 à l'exposé des agents thérapeutiques dont on devait faire usage dans le traitement des affections cutanées, et, sans préambule, sans insister sur l'importante nécessité de distinguer les affections de cause externe des affections de cause interne, passait immédiatement en revue les moyens hygiéniques et les remèdes généraux, et il disait : « Les anciens et même les médecins des derniers siècles, croyaient nécessaire de faire subir à l'économie tout entière diverses préparations avant d'en venir à attaquer l'affection de la peau elle-même. »

De nos jours, on est généralement tombé dans l'excès contraire, et les praticiens les plus recommandables n'hésitent pas à attaquer de prime abord, par des substances caustiques ou autres, les affections cutanées les plus invétérées, sans même avoir recours à aucun médicament interne dans le cours du traitement.

Évidemment il y a là deux écueils à éviter, et s'il est ridicule de suivre indistinctement tous les préceptes thérapeutiques que les anciens appliquaient, il n'est pas non plus très-rationnel de négliger toute méthode préparatoire.

Mais, en 1860, M. Gibert fait précéder les lignes précédentes de considérations générales tendant à élucider la question de la cure radicale des dartres, considérations dont j'ai cru devoir donner le résumé suivant :

« Que doit-on entendre par cure radicale des dartres ? Évidemment celle qui, s'attaquant à la cause (lorsqu'elle est connue et curable), détruit sans récidive la maladie cutanée ; ou bien, dans le cas où l'étiologie reste obscure, ce qui n'est pas rare, la cure qui apporte dans l'économie des modifications assez profondes pour établir l'harmonie.

« C'est une distinction fondamentale et qui remonte jusqu'au père de la médecine que celle qui divise les maladies de la peau en lésions locales de cause externe et lésions diathésiques.

« L'observation la plus vulgaire montre tous les jours que des causes d'excitation locale (onguent mercuriel, huiles âcres, poudre de cantharides) provoquent des éruptions vésiculeuses, pustuleuses, bulleuses.....; qu'il n'est pas toujours facile de distinguer de l'eczéma rubrum spontané, de l'impétigo, l'ecthyma, de l'herpès, des ulcérations vénériennes ou dartreuses qui certainement ont la même forme et le même siége anatomiques; et cependant quelles différences n'existe-t-il pas entre ces deux ordres d'affections cutanées?

« Il est toute une classe des maladies de la peau spécifiques qui nous démontre tout à la fois et le peu d'importance de la forme et de l'élément anatomique relativement au traitement, et les conséquences décisives pour la cure radicale de la connaissance de la nature de l'affection et de sa cause; je veux parler des syphilides. Voilà un vrai type d'éruptions diathésiques, dont la cause une fois connue appelle un traitement spécifique qui, chez les sujets placés d'ailleurs dans de bonnes conditions, procure réellement une cure radicale.

« Les éruptions dues à la diathèse strumeuse (le lupus ou dartre rongeante, certaines éruptions eczémateuses, impétigineuses, ecthymateuses) sont un second exemple d'affections cutanées diathésiques qui, chez certains sujets, sont susceptibles d'une cure radicale, le plus souvent sous l'influence de moyens hygiéniques secondés par les progrès de l'âge, plus rarement par l'administration de remèdes sinon spécifiques, au moins appropriés à la diathèse, en tête desquels il faut placer l'huile de foie de morue.

« Les éruptions parasitiques qui ont une cause connue et susceptible de destruction, comme la gale et la vraie teigne, sont également l'objet d'une cure radicale, obtenue dans le premier cas par les nombreux topiques reconnus aptes à détruire l'acarus scabiei, et dans le second, par la cautérisation et l'épilation, qui détruit ou enlève les germes et racines du mycoderme.

« Mais, si nous en venons aux affections dartreuses proprement dites, voyons s'il nous sera possible de poser les bases d'une cure radicale de cette classe nombreuse de maladies, ou du moins d'en éclairer l'étiologie, ce qui serait déjà un grand pas de fait pour arriver à un traitement à la fois rationnel et radical.

« Comme nous l'avons vu tout à l'heure, nos contemporains, éblouis par les progrès modernes du diagnostic topographique et localisateur, par ceux de l'anatomie pathologique, de l'analyse chimique et microscopique de nos humeurs et de nos tissus, se sont laissés entraîner à substituer à l'observation clinique et à la thérapeutique vitaliste, les études trop souvent stériles pour la pratique de l'anatomiste, du chimiste, du micrographe, dans le dessein de fonder sur cette base une médecine organique ou positive. Ils oubliaient trop que les lésions matérielles que l'anatomiste, le chimiste, le micrographe peuvent constater, ne sont le plus ordinairement que le produit d'actes vitaux dont la nature se révèle à l'expérience médicale par des circonstances souvent étrangères aux lésions locales anatomiquement constatées. Exemples : les fièvres intermittentes, la fièvre dite typhoïde, le choléra, la variole, les syphilides, les dartres, etc.

« D'ailleurs tout système faux et incomplet se découvre facilement par des applications qui viennent ouvertement contredire les vérités de sens commun, qui sont le fruit de l'observation et de l'expérience des siècles.

« Voici, par exemple, en pathologie cutanée, un auteur qui veut faire reposer la médecine sur une base anatomique et qui fixe le siége d'une maladie vulgaire, l'urticaire, dans l'appareil pupillaire. Notons d'abord, en passant, que cette prétendue base positive n'est pas bien assurée ; car un autre sectateur de l'anatomisme veut que cette maladie soit considérée comme une altération du réseau vasculaire ; un troisième la fait siéger dans l'appareil folliculeux ou glandulaire....; enfin un célèbre micrographe, le Dr Gruby, croit avoir constaté sur un sujet qui, par amour de la science, s'est laissé enlever un petit morceau de peau affectée d'urticaire, que les élevures de cette éruption sont le produit d'une fluxion et d'une dilatation des glandules et des canaux sudorifères de la peau, accompagnées d'une exsudation séreuse dans les mailles du derme. Soit ! qu'est-ce que cela nous apprendra sur les causes, la marche, la durée, le traitement de l'urticaire ?. Et comment tirerons-nous de cette connaissance anatomique (déjà assez contestable par elle-même, comme nous venons de le voir) le moindre élément pour arriver, selon la prétention de l'anatomisme, à la création d'une médecine positive et rationnelle ?

— « Dans un projet de classification de même nature, nous voyons réunir dans une même classe les affections les plus disparates : ici la rougeole, le pemphigus et le nævus ; là le prurigo et l'éléphantiasis grec ; ailleurs le pityriasis, l'eczéma et le cor au pied ; plus loin le lichen et le favus ! Comment d'aussi étranges rapprochements pourraient-ils justifier la prétention de fonder une classification destinée à éclairer la nature et le traitement des maladies?

« C'est d'ailleurs s'abuser étrangement que de croire qu'une classification quelconque puisse jamais avoir pour but de donner des indications précises sur la nature et le traitement des maladies. Une classification ne peut être qu'un instrument d'étude, toujours plus ou moins artificiel, et dont le but principal est de soulager notre mémoire, de mettre de l'ordre dans nos connaissances, et surtout de donner des bases solides au diagnostic des espèces.

« Sous ce rapport, la classification de Willan et de Bateman (avec quelques légères modifications), qui prend pour base de ses divisions les formes cliniques (et non pas les lésions anatomiques microscopiques), est certainement celle qui réussit le mieux à faciliter l'étude de la pathologie cutanée spéciale, et à éclairer le diagnostic.

« Ne négligeons pas d'ailleurs de faire remarquer que ce diagnostic bien établi, à l'aide de la forme clinique de l'éruption, devient pour le médecin la clef de toute l'histoire de l'espèce morbide qu'il a sous les yeux, et assez souvent le premier élément des indications thérapeutiques.

« Ainsi, lorsqu'à l'aide de la forme vésiculeuse escortée du sillon de l'acarus, du siége d'élection des vésicules, et de quelques autres caractères également faciles à saisir, nous avons reconnu et nommé la

gale, la séparant ainsi non-seulement des autres éruptions pustuleuses ou papuleuses qui pourraient se confondre avec elle, mais encore des autres espèces rangées avec elle dans l'ordre des vésicules
(l'herpès et l'eczéma).

« Nous pouvons, au moyen de ce seul diagnostic précis et rigou-
goureux, nous élever à toutes les connaissances étiologiques, pathologiques et thérapeutiques, qui intéressent le médecin. En effet,
la seule désignation de l'espèce gale implique les notions d'une maladie contagieuse, accidentelle, de cause externe, exempte de toute
suite fâcheuse, facile à guérir par une médication purement to-
pique.

« De même pour un lupus, pour une syphilide..., classer et nommer
l'espèce, c'est avoir une idée complète de la maladie, c'est pouvoir
porter un jugement assuré sur la nature, la marche, le pronostic et
la thérapeutique de cette affection.

« Quant à ce qui est des espèces plus particulièrement désignées
sous le nom de *dartres* (et nous avons déjà cité plus haut les plus
communes), les circonstances individuelles influent grandement sur
le jugement à porter : l'étiologie, le pronostic et la thérapeutique,
deviennent ici bien plus difficiles à établir à la première vue. » (Gibert.)

Telles sont les importantes considérations que nous trouvons en
tête du paragraphe consacré au traitement dans l'édition de 1860.
Mais pourquoi ne les trouvons-nous pas dans l'édition de 1840?
Parce que M. Bazin n'était pas encore médecin de l'hôpital Saint-
Louis et n'avait pas publié ses leçons à cette époque ! Nous verrons
dans un instant que M. Bazin a insisté sur la division des affections
cutanées en affections de cause externe et affections de cause interne,
que les pages précédentes ne sont qu'un pâle et quelquefois fautif
résumé des doctrines de M. Bazin.

D'ailleurs on voit encore de temps à autre que M. Gibert n'a pu
se dépouiller entièrement du vieil homme, de son enveloppe primitive. C'est ainsi qu'il dit : « C'est une distinction capitale que celle

qui divise ainsi les maladies de la peau *en lésions* de cause externe et lésions de cause interne, nous prouvant ainsi qu'il confond la maladie et la lésion.

D'autre part, M. Gibert a tort d'écrire : « C'est d'ailleurs s'abuser étrangement que de croire qu'une classification quelconque puisse jamais avoir pour but de donner des indications précises sur la nature et le traitement des maladies. »

La classification des affections cutanées en affections de cause externe et affections de cause interne n'a-t-elle pas un but pratique ? La division des affections de cause interne en affections constitutionnelles (syphilides, scrofulides, arthritides, herpétides) ne nous donne-t-elle pas des renseignements sur la nature, la marche, le traitement des affections ?

Il n'est pas vrai que la classification de Willan et Bateman réussisse mieux à faciliter l'étude de la pathologie cutanée et à éclairer le diagnostic. Ce n'est pas la classification de Willan qui vous donnera jamais, comme il le prétend, l'idée d'affection parasitaire, quand vous aurez reconnu l'existence de vésicules entre les doigts, sur les seins, sur l'éminence hypothénar, etc.; la classification willanique ne peut donner l'idée que d'une affection vésiculeuse, pustuleuse, tuberculeuse, et si l'on veut arriver au diagnostic de la cause, il faut sortir de la classification de Willan, rechercher quelle est le genre d'affection vésiculeuse à laquelle on a affaire, si c'est un eczéma, un herpès et enfin quelle est l'espèce d'eczéma, s'il est de cause externe ou de cause interne.

Sans doute pour un lupus, une syphilide, etc., classer et nommer l'espèce, c'est avoir une idée complète de la maladie, c'est pouvoir porter un jugement assuré sur la nature, la marche, le pronostic et la thérapeutique de cette affection ; mais à la condition que le lupus sera considéré comme une scrofulide, placé dans la classification des affections d'après leur nature ; si le lupus est seulement placé dans la classification de Willan parmi les affecions tuberculeuses, est-ce que nous pourrons avoir une idée de la marche, de la durée, de la nature scrofuleuse, du traitement antiscrofuleux de cette affection ? Est-ce que dans la classification de Willan on voit des syphilides ?

A notre avis, le grand tort de M. Gibert est d'avoir consacré plusieurs paragraphes à la démonstration de l'importance de cette distinction des affections cutanées en affections cutanées de cause interne et affections cutanées de cause externe, et ensuite, inconséquent avec ses principes, d'avoir admis une classification basée sur la considération de l'élément anatomique.

C'est en effet l'homme qui a écrit : « Que nous apprendra le siége anatomique de l'urticaire sur les causes, la marche, la durée, le traitement de cette affection ? »

Qui s'est élevé contre la classification dans laquelle on rapproche la rougeole, le pemphigus et le nævus ? Qui s'est écrié : Comment d'aussi étranges rapprochements pourraient-ils justifier la prétention de fonder une classification destinée à éclairer la nature et le traitement des maladies ?

C'est cet homme qui accepte la classification willanique, la classification dans laquelle la gale est à côté de l'eczéma, la variole à côté du sycosis.

Il est vrai qu'il prétend que c'est s'abuser que de croire qu'une classification quelconque puisse jamais avoir pour but de donner des indications précises sur la nature et le traitement des maladies ; que les classifications sont uniquement un moyen d'étude ; mais, s'il est quelqu'un qui s'abuse, n'est-ce pas M. Gibert ?

Les classifications ont au contraire une très-grande importance, elles contiennent en peu de mots toute la doctrine d'un dermatologiste et l'on peut avancer : dites-moi quelle est la classification d'un dermotologiste et je vous dirai quelles sont ses doctrines.

Suivant l'idée mère d'une classification, la nature, le traitement des affections cutanées sont essentiellement opposés. M. Gibert est d'ailleurs seul de son avis.

Nous lisons, en effet, dans les lettres publiées par M. Devergie dans *l'Union médicale* : On comprend par ces exemples l'importance d'une classification suivant la nature de l'idée première sur laquelle elle repose, et l'on conçoit que cette idée puisse bouleverser et l'économie de la science et celle de la thérapeutique, qui en est une conséquence, c'est le cas surtout où elle s'adresse à la cause de la maladie et où elle spécifie la nature.

«Telle est justement l'idée mère des classifications de MM. Bazin et Hardy.»

Ces paroles de M. Devergie sont justes et j'engage M. Gibert à les méditer; il est vrai que M. Devergie ajoute : «Certes si la réalisation répondait à la pensée, mes collègues auraient rendu un immense service à la science; mais, sous ce rapport, ils n'ont pas mieux fait que leurs prédécesseurs.» Nous lui prouverons bientôt que l'édifice construit par M. Bazin répond parfaitement à l'idée mère qui a présidé à sa conception.

D'ailleurs il est facile de prouver à M. Gibert, *ipso facto*, qu'une classification a beaucoup plus d'importance qu'il ne le pense, et que s'il n'avait pas adopté la classification de Willan, il ne se serait pas mis en contradiction flagrante dans tout son ouvrage avec ce grand principe de la distinction des affections cutanées en affections de cause externe et en affections de cause interne, sur lequel il avait tant insisté dans sa dernière édition.

Si nous lisons le chapitre que M. Gibert a consacré à la description du lichen ; nous constaterons que la description de cette affection ne diffère de celle que Bateman en a donnée que par quelques additions peu importantes.

«Le lichen paraît, d'après Bateman, dit M. Gibert, chez des individus sujets à des maux de tête violents et à des douleurs d'estomac, chez les personnes irritables sous l'influence de l'application des substances irritantes. Le lichen est une éruption papuleuse dont on doit reconnaître trois espèces: le lichen simple, le lichen *agrius* et le *strophulus*.

«M. Gibert décrit alors ces trois variétés.

«Enfin le traitement est le suivant :

« *Traitement.* Régime adoucissant plus ou moins sévère, des boissons délayantes, acidulées, laxatives, des bains tièdes ; tel est le traitement simple auquel cède le lichen quand il est peu intense et point invétéré. Les acides minéraux et surtout l'acide sulfurique, le fer quand l'individu est débile, les bains sulfureux, les préparations arsenicales, les onctions avec onguent résolutif, les caustiques, le vésicatoire, tels sont les remèdes actifs auxquels on peut avoir recours. »

Telle était la description du lichen que donnait M. Gibert en 1840, quand il ignorait l'importance de la distinction des affections cutanées en affections de cause externe et affections de cause interne. Eh bien ! en 1860, à une époque où les lectures des ouvrages de M. Bazin, et non les méditations des œuvres d'Hippocrate, lui ont révélé cette importance, aujourd'hui la description n'a pas été modifiée. Nous trouvons, en effet, une description copiée sur celle de 1840, et à laquelle on a seulement ajouté un chapitre pour le lichen acarique, qui se montre vers la fin de l'été chez les citadins qui vont séjourner à la campagne dans des lieux boisés et qui est dû à de petits acarus.

Comme en 1840, on admet qu'il existe une syphilide papuleuse dont on donne une description sommaire dans les pages qui suivent la description du lichen.

Pourquoi donc dit-il alors dans l'édition seule de 1860 : Sans doute nous admettons, comme tous nos prédécesseurs l'ont admis (au moins implicitement), — il est trop facile d'admettre les choses implicitement, — que les affections diathésiques de la peau peuvent être divisées en trois groupes principaux : affections dartreuses, scrofuleuses, et syphilitiques ; pourquoi avance-t-il ces paroles si ensuite il ne décrit ni le lichen dartreux, ni le lichen scrofuleux, mais seulement le lichen syphilitique ?

Pourquoi dit-il que « certaines éruptions eczémateuses sont dues à la diathèse strumeuse, » dans sa troisième édition, et ne donne-t-il pas en décrivant l'eczéma les caractères de l'eczéma scrofuleux ?

Pourquoi, tandis que dans ces considérations générales il accepte les principes généraux de M. Bazin, qu'il rapporte d'ailleurs confraternellement à Hippocrate, pourquoi ensuite n'accepte-t-il pas les déductions et donne-t-il des descriptions qui, sauf de légères additions, n'offrent aucun changement, si on les compare à celles de 1840?

Pourquoi, si l'on excepte les descriptions des affections parasitaires, l'ouvrage de 1860 est-il le même que celui de 1840?

Parce que M. Gibert n'a pas voulu accepter la classification de M. Bazin, a conservé la classification de Willan, qui, ainsi que je le disais en commençant ce travail, a le tort de fixer l'esprit sur l'affection, et ne conduit pas à faire rechercher sa nature; parce qu'il n'a pas accepté la distinction de la maladie, l'affection, la lésion et le symptôme; parce qu'enfin pour lui, les affections de la peau sont des maladies vésiculaires, papuleuses, etc.

Cependant M. Gibert a reconnu la découverte du parasitisme, a dit que M. Bazin avait fait la plus belle découverte dont puisse s'enorgueillir notre époque; mais, inconséquent avec lui-même, il envoie ses malades au dispensaire des Mahon, de l'empirisme, préférablement à celui de M. Bazin, représentant de la science tient; en un mot une conduite que l'esprit cherche en vain à expliquer.

Doctrine de M. Devergie.

Dans le cours des mois de juin et juillet, M. Devergie, que l'on avait tout lieu de croire à jamais fatigué des luttes et des discussions scientifiques, que l'on pouvait, à juste raison, considérer comme un ennemi désarmé, publia, dans l'*Union médicale*, cinq articles sur les doctrines nouvelles émises par MM. Bazin et Hardy, et attaqua vivement les opinions de ces deux médecins, voulant sans doute, nouveau Sparte, jeter sa flèche à l'ennemi avant de quitter cet hôpital Saint-Louis, jadis témoin de son triomphe, et aujourd'hui témoin de sa défaite! Malheureusement attaquer n'est pas se défendre, lancer un trait en fuyant n'est pas prouver que l'on est vainqueur!

« A la fin de sa première lettre, M. Devergie écrit : « Croyez-le bien,
mes chers collègues, je suis tout disposé à rendre justice à vos travaux, mais je viens en ébranler le marche-pied sur lequel vous vous
êtes posés, non pas parce qu'il vous élève, Dieu m'en garde ! mais
parce qu'il n'a aucune solidité, parce qu'il porte préjudice à la
science, parce qu'il détourne l'élève des études qui doivent le conduire à la pratique, parce qu'il ne place que des rêves et des choses
imaginaires au lieu et place de la bonne et saine observation, parce
qu'enfin ce ne sont qu'hypothèses sur hypothèses, qui détruisent
tout le passé pour ne rien mettre à la place.

« Tout cela me paraît vrai, je l'écris comme je le pense, et après
cinq ans de doctrines accumulées les unes sur les autres, il est temps
de démontrer la voie fausse dans laquelle vous entraînez la jeunesse
des écoles.

« C'est ce que je vais faire en interrogeant une à une les innova-
tions. »

Dans les autres lettres, il s'efforce de réfuter les doctrines de
M. Hardy, et arrête là sa plume, annonçant pour eux une époque
ultérieure, la réfutation des opinions de M. Bazin. Ne nous étant
pas constitué l'avocat de M. Hardy, nous passerons sous silence les
objections qui lui ont été adressées ; du moins le rôle provocateur
du médecin de l'hôpital Saint-Louis nous permettra-il de juger plus
sévèrement ses opinions, de ne lui faire aucun quartier, de ne lui
accorder aucun merci !

« Le médecin sans doctrines n'a qu'une thérapeutique d'empirisme
et de tâtonnement, dit M. Devergie à la première page de son traité ;
aussi avons-nous cru devoir faire précéder la description des affections cutanées d'un exposé sommaire de nos doctrines.

« Nos doctrines en dermatologie, ajoute-t-il, sont fondées sur cette
pensée que les maladies de la peau, communément désignées sous le
nom de dartres, ne sont autres que des états morbides tout à fait
identiques avec ceux des autres tissus : même origine, mêmes causes,

même marche, même terminaison, même liaison enfin avec les autres organes de l'économie !

« La conséquence de ces idées est, au point de vue thérapeutique, toute une révolution dans les principes qui dirigent depuis cinquante ans les praticiens.

« Comme eux, nous allons chercher la cause du mal pour la combattre et la détruire, si elle existe encore ; mais, au lieu de la chercher dans un élément morbide propre aux dartres, dans un virus..... nous la cherchons dans le tempérament du sujet, sa constitution, l'hérédité à laquelle il a été soumis, le climat qu'il habite, sa profession.

« Telles sont les idées qui constituent nos doctrines en dermatologie, dit M. Devergie ; nous en tirons la conséquence que la pathologie de la peau ne diffère de la pathologie des autres tissus et organes que par la forme variée de ses productions morbides. Il y a identité d'éléments et de causes, par conséquent il doit y avoir identité de thérapeutique. »

Voici d'ailleurs les preuves de ces assertions :

Première proposition. La généralité des maladies de la peau a pour forme morbide ordinaire l'élément inflammatoire.

Inutile de citer à l'appui de cette assertion les affections vésiculeuses, pustuleuses, bulleuses, etc., où l'élément inflammatoire est très-dessiné, j'arrive de suite à ce que l'on pourrait regarder comme des exceptions :

Le psoriasis ? Mais sous les squames argentées, la peau est rouge et tuméfiée.

Le pityriasis ? S'il ne se montre d'abord que par un état farineux de la peau qui entraîne avec lui un léger excès de sensibilité de ce tissu, avec démangeaison plus ou moins vive, l'irritation vient-elle à augmenter, la peau rougit franchement, et l'inflammation est mise hors de doute.

L'herpès tonsurant amène à la peau de la démangeaison et de la rougeur, sans que l'une et l'autre soient vives. Dans le porrigo decalvans (teigne pelade), comparez la couleur de la peau dénudée avec le reste du cuir chevelu , et vous lui trouverez une teinte rosée.

«Dans l'albinisme, dans le pityriasis verticolor, dans le tavus, il existerait aussi un état inflammatoire !»

Est-il permis d'aller plus loin sans réfuter les erreurs contenues dans ce premier paragraphe?

Il semblerait, d'après la lecture des lignes qui précèdent, que l'inflammation consiste dans la rougeur d'un organe et l'existence de démangeaisons, qu'il suffit de la constatation de ces deux phéno-mènes pour pouvoir affirmer que la maladie offre un élément in-flammatoire ! Or n'est-il pas reconnu depuis longues années que l'inflammation est caractérisée par le stase du sang et l'extravasa-tion de la fibrine dans le tissu cellulaire. N'est-il pas reconnu qu'une affection peut donner naissance à des phénomènes congestifs ou in-flammatoires, sans constituer pour cela une maladie inflammatoire, que le favus, affection parasitaire, offre quelquefois dans son cours des pustules, des abcès dus à l'irritation que détermine le végétal, sans être cependant une affection inflammatoire? Est-il sérieux d'a-vancer que l'albinisme, que la pelade, etc., sont caractérisés par un état morbide inflammatoire?

Concluons donc que la première proposition est essentiellement erronée; que s'il est vrai que certaines affections soient caractéri-sées par un élément inflammatoire, il est non moins vrai qu'il n'en est pas ainsi pour les affections parasitaires, l'albinisme, l'icthyose; que d'ailleurs cet élément inflammatoire, lorsqu'il existe, n'offre qu'une minime importance , puisque, nous le démontrerons plus loin, il est subordonné à une maladie constitutionnelle.

Deuxième proposition. Les maladies de la peau peuvent être dé-terminées par toutes les causes qui produisent les maladies des au-tres tissus ou organes : causes physiques et morales, hérédité, cli-mat, tempérament.

Mais ce ne sont là que des causes prédisposantes et occasionnelles. Est-ce que toutes ces causes réunies sont capables de donner naissance à une affection dartreuse, syphilitique, s'il n'existe pas chez le malade un état dartreux, syphilitique ?

Troisième proposition. Les maladies de la peau suivent, dans leur évolution, la même marche, les mêmes terminaisons que les maladies des autres organes.

Cette troisième proposition constitue une troisième erreur : sans doute une éruption artificielle se comporte comme une inflammation du poumon, produite par le froid ; mais en est-il de même d'une éruption syphilitique ou scrofuleuse ? La durée, la marche, le traitement d'un psoriasis dartreux ne sont-ils pas essentiellement différents de la durée, la marche, le traitement d'une pneumonie simple ? Il est vrai que M. Devergie ajoute : « Si les affections de la peau sont tellement persistantes, cette longue durée tient au contact de l'air ; si les ophthalmies sont souvent fort rebelles, c'est que les conjonctives sont en contact avec l'air. » Mais pourquoi une affection artificielle guérit-elle en peu de temps, si l'on cesse de faire usage d'irritants ? Pourquoi une conjonctivite causée par la présence d'un corps étranger n'offre-t-elle qu'une courte durée, tandis qu'une affection cutanée dartreuse, qu'une conjonctivite scrofuleuse, se perpétuent pendant des années ? Le contact de l'air n'existe-t-il pas dans un cas comme dans l'autre ?

Nous eussions compris que M. Devergie eût écrit : « Parmi les affections cutanées, les unes présentent la même marche, la même durée, le même traitement que les affections des autres organes, indépendantes d'un état général : ce sont les affections cutanées artificielles ; les autres offrent la même marche, la même durée que les affections constitutionnelles des viscères, que les bronchites dartreuses, les ophthalmies scrofuleuses, parce qu'il existe entre elles identité de nature. » Nous aurions applaudi à ces paroles, tandis que nous ne pouvons que blâmer la proposition telle qu'elle est énoncée.

Je ne ferai que mentionner la quatrième proposition : Si les formes morbides sont beaucoup plus variées dans les maladies cutanées, c'est que le tissu de la peau est le plus complexe de tous les tissus de l'économie.

Ne constitue-t-elle pas une hérésie trop flagrante, pour qu'il soit besoin d'y insister?

Ainsi, les quatre propositions de M. Devergie sont essentiellement fausses, et l'on ne saurait, sans erreur, admettre avec cet auteur que les affections de la peau ne diffèrent pas des affections des autres organes, j'entends dire les affections qui ne reconnaissent pas la même nature que les affections cutanées : les affections pyrétiques, franchement inflammatoires ou hyperémiques, etc. Nous verrons plus loin que la marche, la durée, le traitement des affections cutanées n'est d'ailleurs pas identique, parce que ces affections reconnaissent tantôt une cause externe, tantôt une cause interne.

Les éruptions de la peau peuvent revêtir les diverses formes morbides que présentent les autres affections : la forme inflammatoire, la forme congestive; mais ces états inflammatoires, congestifs, sont ordinairement symptomatiques et non idiopathiques, se rattachent à une cause générale dont ils subissent les influences. Aussi ne saurait-on avancer, pour cette raison, que les affections cutanées sont des maladies inflammatoires; que leur marche, leur durée, leur terminaison, sont les mêmes que celles des maladies des autres organes. C'est parce que M. Devergie appelle maladie de la peau ce qui ne constitue qu'une affection, qu'il est tombé dans l'erreur.

Mais ce médecin avait annoncé que ses doctrines devaient révolutionner la thérapeutique; voyons donc si réellement cette importante réforme a été accomplie.

M. Devergie a admis cinq médications : la médication antiphlogistique, la médication antilymphatique, antipapuleuse ou antinerveuse, la médication antisquameuse, et la médication composée ou mixte. Ces médications sont en rapport : la première, avec la forme inflammatoire des affections cutanées; les autres, avec le tempérament lymphatique nerveux.

«La généralité des maladies de la peau ayant pour forme morbide ordinaire l'élément inflammatoire, dit M. Devergie, on est naturellement conduit à proposer la méthode antiphlogistique (bains émollients, cataplasmes, lotions émollientes) au début de la maladie. »

Mais je ne sache pas que M. Devergie puisse voir dans cette périphrase une révolution thérapeutique; ce précepte est aussi ancien que le monde : seulement son application rigoureuse va naturellement conduire le médecin de Saint-Louis à une conclusion absurde. N'avons-nous pas vu, dans les pages précédentes, que M. Devergie regardait l'albinisme, le pityriasis versicolor, la pelade, etc., comme des maladies caractérisées par un élément inflammatoire? Dès lors ne doit-il pas être conduit à conseiller contre elles un traitement antiphlogistique? Conclusion évidemment absurde!

La médication antilymphatique (huile de morue, sirop de fer, sirop antiscorbutique) sera mise en usage dans les maladies de la peau, liées à un tempérament lymphatique, et dérivant de ce tempérament.

La médication antipapuleuse ou antinerveuse sera ordonnée contre les maladies cutanées papuleuses, ordinairement liées à un tempérament nerveux (antiphlogistiques, antispasmodiques, alcalins, teinture de cantharides, hydrocolyte).

La médication antisquameuse (arsenicale) trouve son application chez les malades affectés de psoriasis et de pityriasis.

«Enfin nous désignerons, dit M. Devergie, sous le nom de *médication composée*, une médication dans laquelle nous faisons entrer plusieurs éléments médicamenteux qui tous concourent au même but. »

Telle est la médication de M. Duvergie : Peut-on dire qu'elle constitue un progrès réel? Peut-on affirmer qu'elle a bouleversé la thérapeutique? Mais le fer, l'iode, les alcalins, les arsenicaux, étaient mis en usage bien avant l'arrivée de M. Devergie à l'hôpital Saint-

5

Louis. S'il a bouleversé avantageusement la thérapeutique, ce ne peut pas être en introduisant de nouveaux médicaments, mais seulement en donnant une meilleure ligne de conduite pour leur administration que celle que préconisaient ses devanciers. Voyons s'il en est ainsi! Les antilymphatiques doivent être conseillés aux individus doués d'un tempérament lymphatique, dit M. Devergie; les alcalins à ceux qui possèdent un tempérament nerveux, sont secs, irritables, ou ce qui est la même chose, contre les affections papuleuses; les arsenicaux trouvent leur application lorsqu'il existe une affection squameuse, et enfin la médication composée, lorsqu'on doit agir contre plusieurs formes élémentaires simultanément excitantes.

Mais les tempéraments sont-ils tellement bien définis que l'on puisse sans peine les reconnaître? N'observe-t-on pas des affections scrofuleuses, nécessitant par conséquent l'emploi des antilymphatiques, chez des individus n'offrant aucun des attributs du tempérament lymphatique? Quel sera alors le phare qui éclairera les pas du praticien?

L'admission d'une médication antipapuleuse, antisquameuse, est-elle rationnelle, ou, en d'autres termes, existe-t-il un ordre spécial de médicaments que l'on puisse administrer quand on observe un ordre particulier d'éléments morbides? «Mais les mêmes moyens, a dit M. Hardy dans la lettre qu'il a adressée à M. Devergie, peuvent-ils s'adresser au lichen dartreux, affection rebelle et diathésique, au prurigo parasitaire c'est-à-dire à des affections dissemblables dans leurs causes et dans leur nature, et qui réclament une thérapeutique essentiellement différente, bien qu'elles présentent toutes des papules?

«J'en dirai autant de la médication squameuse, qui s'adresse aussi bien à l'icthyose, difformité congénitale incurable et qu'il est inutile de traiter, qu'au psoriasis et au pityriasis, affections diathésiques que l'on peut espérer modifier.» (Hardy.)

Reste la médication composée; elle a été l'objet de tant de sarcasmes, que je crois utile d'en donner un exposé complet avant de la réfuter.

« Quoi qu'il en soit, dit M. Devergie, la tendance du jour est aux médications composées, et je suis heureux d'avoir été des premiers à entrer dans cette voie ; mais ce ne sont pas les médicaments composés que j'emploie. Ainsi, prenant pour point de départ ce fait que l'iode est un antisyphilitique comme le mercure, on s'empresse de prescrire le proto-iodure de mercure, représentant les deux éléments, et comme devant agir en vertu de l'iode qu'il renferme et du mercure qu'il contient, de même pour l'iodure de potassium et pour le bichlorure de mercure dont on fait une combinaison, dans la pensée que ce sel agira par ses deux éléments, etc.; et l'on ne réfléchit pas que ce sont là des combinaisons semblables à celles des acides et des bases dans lesquelles les éléments se neutralisent plus ou moins complétement. Quant à nous, nous mêlons les substances ensemble, nous les formulons dans leur état primitif, de manière à ce qu'elles agissent isolément, quoique mêlées, différence énorme et qui n'a pas de rapports avec ce que l'on fait aujourd'hui. Voici quelle est, à cet égard, notre manière de voir : Une substance donnée combattra avec avantage une maladie, mais elle ne la guérira pas toujours ; une autre, d'une nature différente, employée contre la même affection, amènera des résultats semblables. Toutes deux ont donc une certaine valeur. Nous nous sommes demandé si les deux substances réunies ne pourraient pas avoir plus d'action que lors de leur administration isolée, et l'expérience a confirmé nos prévisions.

« Mes premiers essais en ce genre ont été faits à l'égard des accidents syphilitiques secondaires et tertiaires ; et, tandis que les praticiens donnaient d'abord le mercure, puis, en cas d'insuccès, l'iodure de potassium, j'administrais, il y a dix ans environ, l'un et l'autre, et j'arrivais à un résultat fort remarquable, qu'il me fallait des doses beaucoup plus faibles de ces deux agents réunis pour obtenir des guérisons plus promptes. C'est surtout à mon entrée à l'hôpital Saint-Louis, il y a dix-sept ans, que j'ai pu mettre cette idée en pratique sur une grande échelle. Pour les maladies syphilitiques, j'ai associé les préparations mercurielles à l'iode, au fer, à l'arsenic, aux sudorifiques et à l'opium.

«Bientôt j'ai étendu ces sortes d'associations à des affections plus rebelles encore, les maladies scrofuleuses; et tandis que l'on employait isolément l'iode, l'huile de foie de morue, les amers, les antiscorbutiques, je suis arrivé à réunir ces substances en un traitement composé qui, depuis cinq ans, est suivi de succès si nombreux, qu'aujourd'hui je ne désespère d'aucun scrofuleux, surtout d'aucune affection scrofuleuse de la peau. Je vais poser ici les principes de ces médications composées dont, j'en suis sûr, les praticiens pourront tirer grand parti.

«Dans les éruptions simples, secondaires, de la syphilis, je me borne à administrer les tisanes sudorifiques, l'iodure de potassium et le sublimé associé à l'opium. A cet effet, je fais préparer une solution de 10 grammes d'iodure de potassium pour 500 grammes d'eau, dont je fais mettre une cuillerée à bouche dans une tasse de tisane sudorifique prise le matin et le soir.

«Une heure après, je fais prendre au malade le sublimé à l'état pilulaire, associé à l'extrait de gaïac et à l'opium, chaque pilule contenant de 4 à 6 milligrammes de sublimé, suivant l'âge et la force du malade; jamais je ne dépasse cette dernière dose : d'où il suit que le malade prend par jour 5 décigrammes d'iodure de potassium, et 8 à 12 milligrammes de sublimé. Il est rare que je sois obligé d'interrompre le traitement à cause d'accidents; jamais de salivation. Si l'anorexie survient, c'est par la concentration de la tisane, qui fatigue l'estomac, et non par les doses d'iodure ou de préparation mercurielle. Mais, dira-t-on, le sublimé de vos pilules va être transformé en iodhydrate de chlorure mercurique par l'iodure de potassium de la tisane; cela est dans l'intestin au moment de l'absorption, le sel qui en résultera sera soluble et facilement absorbé; ensuite il n'y aura peut-être que la dixième partie de l'iodure de potassium qui servira à la combinaison, les neuf dixièmes restant agiront comme iodure de potassium. Voilà la différence énorme qui sépare nos formules de celles que je combats.

« La même pensée a encore fait naître l'engouement si fâcheux et si généralement partagé pour le proto-iodure de mercure ; c'est là une substance dont la préparation n'est pas identique dans les pharmacies ; aussi combien de fois ne donne-t-elle pas lieu à des accidents. Il suffit en effet qu'elle soit mal lavée pour qu'elle contienne ou du sublimé, ou de l'iodure de potassium.

« Une cuillerée à bouche, matin et soir, de chacun d'eux.

« J'augmente la dose de l'huile en laissant subsister celle du vin de gentiane et du sirop d'iodure de fer ; je porte la dose de l'huile à 4, à 6 cuillerées à bouche par jour, en progressant d'une cuillerée tous les trois jours pour les engorgements ordinaires avec ou sans abcès. S'il s'agit d'une carie, j'y ajoute l'iodure de potassium et l'iode ; s'il s'agit d'un lupus, j'augmente la dose de l'huile jusqu'à 8 ou 10 cuillerées par jour. J'ai renoncé à ces doses exagérées d'huile que j'employais autrefois, 12, 16 cuillerées par jour ; elles n'amènent pas de résultats plus prompts, elles fatiguent l'estomac, elles causent des diarrhées qui obligent à suspendre l'emploi des médicaments.

« Ces doses sont celles qui conviennent dans l'adolescence ou dans la jeunesse, elles seraient trop fortes pour des enfants.

« Souvent aussi je joins à ces médicaments l'usage d'une liqueur alcoolique à principes amers, telle que celle de M. Demaulon, pharmacien à Compiègne, que j'ai déjà préconisé, et qui a pour base toutes substances végétales à principes amers, ou bien le sirop antiscorbutique. C'est au médecin à choisir entre le vin de gentiane, le sirop antiscorbutique, et la liqueur alcoolique que je viens de citer.

« Cette thérapeutique d'ensemble, dans laquelle je suis entré depuis un certain nombre d'années, me donne de tels succès qu'aujourd'hui je ne repousse aucun scrofuleux dans mon service, et que j'aborde avec le plus grand succès un grand nombre de ces maladies, que les chirurgiens ont qualifiées de *noli me tangere*, maladies que je guéris dans l'espace de quelques mois. Je pourrais à cet égard invoquer le témoignage de plusieurs de mes collègues des hôpitaux dont les noms font autorité dans la science. J'avoue qu'il ne s'agit pas d'un emploi de quelques semaines, ce n'est pas dans un laps de temps pareil qu'on peut modifier l'économie et apporter des changements dans le tempérament et la constitution du malade; il faut de la persévérance de la part de ce dernier et de la part du médecin.

«Toute maladie de la peau assise sur un sujet de tempérament lymphatique très-prononcé, et portant elle-même le cachet de la forme plus ou moins scrofuleuse, doit être traitée de la même manière, sauf à ne pas employer les antiscrofuleux à une dose aussi élevée.

«D'ailleurs elle est insoluble, il est par conséquent impossible d'en mesurer l'absorption; aussi est-on souvent obligé de donner ce sel à des doses énormes, 5, 10, 15, 20 centigrammes par jour. Mais telles sont la patience et la foi de quelques praticiens en ce médicament, que je l'ai vu administrer à des malades pendant un an de suite et sans interruption, malgré son inefficacité dans les cas particuliers. Le même engouement a existé pour l'iodure de potassium, dont on a fait abus en portant la dose de son administration à 2, 4, 6 et 10 grammes par jour. Aussi que de gastralgies difficilement curables n'a-t-on pas développées à cette dose! Quand un malade rend les médicaments par les urines, c'est que l'économie en est saturée, c'est que l'agent thérapeutique produit tout l'effet qu'il doit produire, sauf l'action locale qu'il peut exercer durant son contact avec l'estomac; or un malade qui prend l'iodure de potassium à la dose de 5 décigrammes à 75 centigrammes rend tous les jours de l'iodure de potassium par les urines.

«C'est d'après les mêmes idées que je formule encore un sirop dans lequel entrent, pour 500 grammes, 10 grammes d'iodure de potassium, 15 à 18 centigrammes de sublimé, et 30 centigrammes d'extrait de thébaïque.

«Le malade prend une cuillerée à bouche de ce sirop, matin et soir, dans un verre de tisane sudorifique.

«S'agit-il d'une forme syphilitique scrofuleuse, je donne l'huile de foie de morue préalablement à un verre de tisane additionnée d'une cuillerée à bouche de sirop mercuriel et ioduré. Le sujet est-il débilité, je fais prendre des pilules ferrugineuses au repas ; enfin, dans les accidents tertiaires de la syphilis où les os sont malades, je joins l'arsenic à ces préparations, en faisant composer un sirop dans lequel entrent l'iodure de fer, l'iodure de potassium, le bichlorure de mercure, et la solution de Fowler. (Voy. Formulaire.)

«Ces médicaments sans composés se prêtent merveilleusement au traitement de la scrofule et des maladies de la peau à forme scrofuleuse et syphilitique tout à la fois. Ainsi, dans la scrofule, je ne donne jamais l'huile de foie de morue sans vin de gentiane et sans sirop d'iodure de fer, le tout battu ensemble, mélange après lequel je fais prendre une tasse de tisane de houblon et de décoction de feuilles de noyers. Souvent j'introduis aussi dans la composition du sirop d'iodure de fer, que je fais préparer extemporanément, c'est-à-dire en combinant directement le fer et l'iode (voy. Formulaire, préparation), une certaine quantité d'iode libre et d'iodure de potassium : ainsi 5 à 10 centigrammes d'iode pour 500 grammes de sirop, et 6 à 8 grammes d'iodure de potassium pour la même dose.

«La base de mon traitement de la scrofule c'est la réunion des tisanes amères, du vin de gentiane, de l'huile de foie de morue et de l'iodure de fer.»

Telle est la médication composée de M. Devergie, écoutez maintenant ce qu'en pense M. Hardy : «Dans le but d'agir simultanément contre chacune des formes élémentaires dont l'ensemble constitue la maladie, vous arrivez à faire prendre à vos malades un tel mélange de médicaments que beaucoup de personnes croiront que j'exasgère lorsque je dirai que, dans certaines affections, dans ce que vous appelez l'impétigo rodens, dans quelques affections scrofuleuses ou syphilitiques, vous prescrivez chaque jour deux à quatre cuillerées d'huile de foie de morue, puis, dans une tasse de décoction des quatre bois sudorifiques, une cuillerée à bouche d'un sirop dans lequel il entre :

« De l'eau,

« De la limaille de fer,

« De l'iode,

« De l'iodure de potassium,

« Du bichlorure de mercure,

« Du sirop de sucre,

« Et de la solution de Fowler.

« Vraiment dans ce sirop, qui ressemble tant à ce fameux thé de comédie, dans lequel il y avait un peu de tout, il y en a pour tous les goûts ou plutôt pour toutes les lésions élémentaires, et ne pourrions-nous pas nous croire revenus au xve ou xvie siècle, au bon temps de l'apothicairerie, alors qu'un remède n'était réputé bon et efficace qu'à la condition de contenir dix à douze substances plus ou moins hétérogènes. Et ne vous défendez pas de cette monstruosité thérapeutique en proclamant les beaux résultats que vous avez obtenus, car je vous répondrais à l'instant que M. Bazin et moi, que vous attaquez, et bien d'autres encore, nous obtenons tous les jours, dans les mêmes circonstances, des guérisons tout aussi belles et tout aussi promptes avec une médication beaucoup plus simple et en n'employant qu'une ou deux de ces substances que vous amalgamez d'une manière si indigeste, par une exagération de logique qui vous fait voir la nécessité d'une médication composée dans une maladie à éléments composés.

« Cet exemple nous prouvera surabondamment l'influence du point de départ, et nous démontrera combien vous avez raison, mon cher collègue, lorsque vous proclamez l'importance des classifications en dermatologie. »

Les doctrines générales de M. Devergie sont donc erronées : jetons maintenant un rapide coup d'œil sur les déductions que l'auteur en a tirées.

Je ne m'arrêterai pas longtemps à discuter la valeur de la classification du médecin de Saint-Louis, puisqu'il a écrit qu'il était im-
puissant à édifier une classification supérieure à celles qui avaient
été émises avant lui, qu'il avait simplement eu pour but d'établir
un ordre d'exposition des maladies qui eût quelque apparence de logique, en donnant la classification suivante ; qu'après l'avoir termi-
née, il a ajouté : « Certes, ce n'est pas là de l'homogénéité ! » Cependant
nous ne pouvons la passer sous silence, parce qu'elle nous donne
une idée assez nette des opinions de M. Devergie.

Cet auteur admet les classes suivantes : Exanthèmes, affections vésiculeuses et bulleuses, affections symptomatiques d'une altération
du sang; affections pustuleuses, affections squameuses, affections
parasitaires, affections scrofuleuses, affections syphilitiques, affections exotiques, etc. etc.

Après nous avoir donné ce tableau, M. Devergie écrit : « Certes,
ce n'est pas là de l'homogénéité; mais au moins existe-t-il, dans
l'étude successive des maladies qui constituent chacun des groupes,
des données qui dirigent le médecin vers la partie applicable au
traitement des affections de la peau. »

Nous ne pouvons admettre l'opinion de M. Devergie : quelles sont
les données qui résultent de l'étude successive de l'érythème, de
l'urticaire et de la roséole? en déduira-t-on que ces trois affections
sont éruptives, exanthémateuses, parce qu'elles sont placées l'une à
la suite de l'autre dans la suite des affections exanthémateuses? Mais
cette conclusion serait essentiellement fausse, puisque l'érythème est
artificiel, parasitaire et pseudo-exanthématique; l'urticaire pathogénétique et pseudo-exanthématique !

L'étude successive de l'eczéma et de l'herpès, affections toutes
deux rangées dans l'ordre des vésicules, va-t-elle nous donner des
notions qui vont nous diriger vers la partie applicable au traitement?
Mais l'eczéma est une affection symptomatique de la dartre, l'arthritis, la scrofule, les parasites animaux; l'herpès au contraire ne

6

reconnaît jamais la scrofule pour origine, est le plus ordinairement symptomatique de l'existence de parasites végétaux, ne revêt jamais la forme chronique ; en un mot, l'herpès et l'eczéma n'ont d'analogie qu'au point de vue de l'élément anatomique.

« Nous avons réuni, dans un quatrième groupe, dit M. Devergie, des affections pustuleuses qui, envisagées au point de la cause et du traitement, ont entre elles les points de contact les plus directs. L'impétigo, l'ecthyma et l'acné, sont des affections de l'enfance et de la jeunesse ; toutes trois sont liées à des conditions de constitution et de tempérament lymphatique exigeant à peu près le même traitement. Le sycosis fait, il est vrai, exception sous ce rapport, mais il m'était difficile de séparer cette affection pustuleuse des centres. Si j'attache ici de l'importance à la forme, c'est pour ne pas sacrifier entièrement le diagnostic à la thérapeutique, puisqu'un diagnostic précis conduit en général à des indications thérapeutiques précises. »

Mais est-il vrai que l'impétigo, l'ecthyma et l'acné, reconnaissent la même cause, exigent le même traitement? L'impétigo constitue une affection symptomatique le plus ordinairement de la scrofule ; l'ecthyma est souvent une affection artificielle, et l'acné est une affection pathogénétique, scrofuleuse, syphilitique et arthritique? Existe-t-il identité de causes et de nature?

Est-il vrai que le diagnostic précis conduit à une thérapeutique précise? Que savons-nous quand nous avons diagnostiqué acné, ecthyma, impétigo, sycosis, sinon que nous avons sous les yeux une affection pustuleuse!

Le groupe des maladies papuleuses et celui des affections squameuses sont passibles des mêmes objections : tous deux sont fondés aussi sur la considération de l'élément anatomique!

Le septième groupe comprend les maladies à parasites végétaux, et le huitième, les maladies à parasites animaux. L'admission de ces deux groupes est rationnelle, mais M. Devergie a tort de professer qu'ils comprennent des maladies parasitaires. Ce ne sont que des affections et non des maladies. Le neuvième groupe et le dixième sont

non moins rationnellement admis, puisque le premier est consacré
aux affections scrofuleuses, et le second aux affections syphilitiques;
mais, si ces quatre derniers ordres ont leur raison d'être, du moins
ne comprennent-ils pas toutes les affections que l'on devrait y ren-
contrer, et les opinions que M. Devergie émet au sujet de l'histoire
des affections qui s'y trouvent contenues sont-elles trop souvent erronées, ainsi que nous allons le démontrer dans un instant.

La classe des affections exotiques ne repose sur aucune base naturelle, et l'on peut en dire autant de la douzième, de la treizième et
de la quatorzième.

Bien que M. Devergie n'ait pas eu la prétention de fonder une
classification, cependant on peut juger des opinions de ce médecin
en dermatologie d'après l'ordre suivant lequel il a groupé les affections cutanées.

M. Devergie doit être considéré comme étant à la fois willaniste et alibertiste; comme Willan, il a classé le plus grand
nombre des affections cutanées d'après leur élément primitif; comme
Alibert, il a pris pour base de la classification de quelques-unes leur
nature, leur cause, a admis une classe d'affections parasitaires, une
classe d'affections scrofuleuses, etc.

Dans toute la partie de son ouvrage où il est willaniste, M. Devergie décrit seulement des variétés de formes que présentent les
affections, ainsi qu'avaient fait avant lui Willan et Bateman, Biett,
Cazenave et Gibert; mais, tandis que ses collègues se sont contentés
de reproduire des variétés admises par Willan et Bateman, d'en
donner une description plus exacte, d'indiquer avec plus de soin
leur siége anatomique (Cazenave), M. Devergie s'est efforcé de créer
de nouvelles variétés simples ou composées. C'est en effet à M. Devergie que nous devons la connaissance et la description des formes
composées, des eczéma lichenoïde, herpétiforme, etc.; mais, pas
plus que ses devanciers, M. Devergie n'a admis des espèces, n'a reconnu à une même affection, telle que le lichen, l'eczéma, le psoriasis, soit une cause unique, soit des origines multiples, les vices
scrofuleux, dartreux, arthritique.

Il nous suffit de donner un résumé de l'histoire de lichen pour prouver cette assertion.

Le lichen, dit M. Devergie, est une maladie quelquefois contagieuse, caractérisée par l'existence de papules à la surface de la peau.

Cette maladie revêt la forme aiguë ou la forme chronique ; est simple ou composée. Le lichen est-il simple, il se rencontre sous des dispositions différentes, qui lui ont fait donner les noms de lichen diffus, lichen circonscrit, lichen perpendiculaire ou en ruban, lichen *pilaris*, lichen *lividus*, lichen *agrius ;* est-il composé, il se présente sous trois formes, qui ont reçu les noms de lichen *urticatus*, lichen eczémateux, lichen herpétiforme.

Telles sont, dit M. Devergie, après avoir décrit ces variétés nombreuses, les formes que peut offrir le lichen, et passant à l'étiologie, il écrit que le lichen ne reconnaît pas pour cause unique le tempérament nerveux, que le lichen agrius est en général lié au tempérament lymphatique, que le lichen simplex est le plus souvent le reflet d'un état gastralgique.

Enfin sa thérapeutique est d'accord avec cette étiologie, et pour lui les indications thérapeutiques dérivent de l'état aigu ou chronique, de la forme, de la liaison enfin du lichen avec un état morbide, soit du système nerveux, soit d'un organe interne.

On remplira les indications tirées de la forme et de l'état aigu ou chronique de l'affection à l'aide de moyens locaux, et l'indication tirée de la lésion du lichen avec un autre état morbide, à l'aide d'une médication générale ; et, fidèle à ses principes, M. Devergie professe que c'est à une médication générale, basée sur le tempérament, que l'on doit recourir, que ce sont les alcalins qui doivent être mis en usage, si le tempérament est bilieux ou nerveux, et le *meloe vesicatorius,* s'il est lymphatique.

Pour toutes les autres affections, M. Devergie suit la même marche, décrit les formes simples et les formes composées, passe en revue toutes les causes, et énumère les agents thérapeutiques dont on doit faire usage, indiquant les indications qui réclament tel médicament préférablement à tel autre.

Eh bien ! n'est-il pas évident que M. Devergie ne mérite pas plus
d'éloges que Willan, Bateman, Biett, et ses collègues MM. Gibert et
Cazenave ! N'est-il pas vrai , ainsi que nous l'avons démontré plus
haut, que la thérapeutique de M. Devergie ne repose pas sur une
base stable et naturelle ; que le tempérament du malade ne saurait
être considéré comme un guide sûr et fidèle dans la voie de la thérapeutique ; qu'il en est de même de la lésion élémentaire (1) ; que
M. Devergie, en ne distinguant pas la maladie de l'affection, la lésion
et le symptôme, le genre et l'espèce, a été conduit à ne pas considérer
les manifestations cutanées comme des affections symptomatiques
de maladies multiples, telles que la scrofule, la dartre, l'arthritis, etc.,
mais comme une maladie liée à un tempérament !

Faisons une exception cependant : dans sa classe des scrofules, il
dit : « L'eczéma qui se manifeste dans la jeunesse, qui affecte certaines parties du corps, telles que le cuir chevelu et les oreilles, qui
a une physionomie propre, etc., cet eczéma est scrofuleux ; il en est
de même de l'eczéma impétigineux, de l'impétigo, de l'herpès, etc. »

Mais si M. Devergie admet un eczéma scrofuleux, pourquoi ne lui
consacre-t-il pas un chapitre spécial ? pourquoi ne fonde-t-il pas
son traitement de l'eczéma sur cette indication bien plus naturelle
et plus sûre que celle du tempérament ?

La partie de l'ouvrage de M. Devergie, dans laquelle ce médecin
classe les affections cutanées, en ne prenant plus pour base leurs
lésions élémentaires, mais leur nature, cette partie est consacrée à la
description des affections cutanées, parasitaires, scrofuleuses, scro-
fulo-syphilitiques, syphilitiques.

« M. Devergie admet l'existence des affections parasitaires , a dit
M. Deffis dans une intéressante brochure, intitulée : *Réfutation des*

---

(1) Nous avons vu que M. Devergie considérait l'arsenic comme un agent donnant principalement d'heureux résultats, lorsqu'on l'administrait chez des personnes atteintes d'affections squameuses.

erreurs que contient le livre de M. Devergie dans la partie consacrée
à l'étude des affections parasitaires. Évidemment, ajoute ce dermatologiste distingué, quelle que soit la façon dont M. Devergie envi-
sage la question, quelle que soit la divergence de ses idées, avec les
idées déjà émises sur ce sujet, la science des dermatoses n'en a pas
moins fait un grand pas vers le progrès. Désormais il faut compter
avec les parasites dans les affections cutanées ; longtemps niés ou
repoussés comme cause pathologique, ils se sont enfin intronisés à
l'hôpital Saint-Louis, grâce aux efforts, aux savantes et heureuses
recherches de M. Bazin. Des cinq médecins de l'hôpital Saint-Louis,
dont le mérite et le savoir ne sauraient un instant être mis en doute,
quatre admettent les maladies parasitaires ; espérons que le cinquième seul ne résistera pas longtemps à ce mouvement de progres-
sion. Sans doute il n'y a pas uniformité d'idées ; mais qu'importe !
le principe est admis, c'est l'essentiel ; tout le reste n'est qu'une affaire de temps. Lorsqu'une saine observation, maintenant qu'elle a
un point de départ solidement établi, aura coordonné tous les faits,
tous les phénomènes qui se rapportent à l'existence des végétaux
parasites, on viendra insensiblement à reconnaître que M. Bazin est
dans le vrai, qu'il n'a rien exagéré, et qu'il a rendu un service si-
gnalé à la science et à la thérapeutique.

« Dans sa sollicitude pour la logique, pour la science, pour les médecins et pour les élèves en médecine, M. Devergie jette le cri
d'alarme à l'endroit des monstruosités émises par M. Bazin sur les
parasites végétaux. Qu'on se rassure bien vite, ce n'est qu'une
fausse alerte ; je vais essayer de le démontrer, et de plus relever en
passant quelques inexactitudes. L'importance du sujet, le savant médecin avec lequel je me mets en opposition, voudraient une plume
plus digne, plus exercée que la mienne. Quoi qu'il en soit, fort de
mon expérience et de celle de M. Bazin, je n'hésite pas à défendre
les vérités contestées, et à signaler les erreurs émises par M. Devergie
dans cette question si intéressante des végétaux parasites et des maladies parasitaires. »

Je ne puis évidemment reproduire ici cette brochure, mais du moins donnerai-je le conseil de la lire, me contentant d'annoncer ici au lecteur que M. Devergie rejette l'épilation dans le plus grand nombre des cas, n'admet pas la nature parasitaire du pityriasis versicolor, etc.

M. Devergie admet une classe d'affections scrofuleuses; mais, à ses yeux, il n'existe que deux affections scrofuleuses : le lupus, qui comprend trois variétés, le lupus tuberculeux, le lupus ulcéreux, et le lupus serpigineux ; et les scrofules de la peau ou scrofules syphilides.

Cet auteur écrit sans doute dans ce chapitre, ainsi que je l'ai dit plus haut, que l'eczéma, l'impétigo, peuvent être essentiellement scrofuleux ; mais il se contente de cette indication, et décrit simplement le lupus dans ce chapitre des affections scrofuleuses.

Nous désignons sous le nom de *scrofulo-syphilides*, dit M. Devergie, non-seulement les formes scrofuleuses des affections cutanées, mais encore de l'état morbide de la peau, que l'on n'a pas décrit, ou que l'on a confondu jusqu'alors avec la scrofule proprement dite, et qui en doivent être distinguées par la cause qui, suivant nous, les a primitivement fait naître ; cette cause, nous la regardons comme étant complexe ; elle est à la fois scrofuleuse et syphilitique ; c'est une transformation par hérédité de la syphilis en la scrofule, et à laquelle la syphilis ne reste pas étrangère ; de sorte que, si elle n'est pas combattue, on ne détruit pas la maladie. On sait qu'à cet égard, plusieurs praticiens pensent que la syphilis constitutionnelle est l'origine de la scrofule, et qu'elle se transforme en cette maladie. Nous ne sommes pas aussi explicite à cet égard, mais nous admettons que des parents qui ont eu des maladies syphilitiques, dont ils n'ont été jamais parfaitement guéris, au moins quant à la cause première, peuvent transmettre à leurs enfants, d'une part, cette cause, ce virus plus ou moins modifié ; et si le tempérament de l'enfant le dispose à la scrofule, il en résulte une maladie de forme composée, que nous appelons *scrofulo-syphilide*. Alors apparaissent chez ces enfants non pas la maladie scrofuleuse avec ses formes simples, puis composées, mais d'une évolution régulière, mais bien des accidents qui ont à la fois un cachet de la scrofule et un cachet de la syphilis, sans que ni l'une ni l'autre soient nettement dessinées, au point de pouvoir dire : c'est de la scrofule ou c'est de la syphilis. Je donne à ces diverses formes d'accidents composés le nom de *scrofulo-syphilides de la peau*, et je les signale dans cet ouvrage comme ne rentrant pas complétement dans l'histoire de l'une ou de l'autre de ces affections.

M. Devergie a écrit que M. Bazin admettait les scrofulo-syphilis ; je ne sais en vérité où M. Devergie a lu un passage capable de lui permettre cette assertion ; car M. Bazin a toujours professé que deux maladies constitutionnelles pouvaient coexister, et qu'un individu pouvait alors présenter deux affections cutanées, mais que jamais une éruption n'était le reflet de deux maladies constitutionnelles.

Nous ne dirons rien des affections syphilitiques que tous les dermatologistes ont admises, ni des maladies exotiques, que nous apprécierons dans le chapitre consacré aux doctrines de M. Hardy.

Telles sont les opinions que professe, en dermatologie, M. Devergie ; ne nous est-il pas permis d'appliquer à M. Devergie le jugement sévère qui termine sa première lettre sur les doctrines de MM. Bazin et Hardy, et de dire : Croyez-le bien, Monsieur, je suis tout disposé à rendre justice à vos travaux ; mais je tiens à ébranler le marchepied sur lequel vous vous êtes posé, non qu'il vous élève, Dieu m'en garde ! mais parce qu'il n'a aucune solidité, parce qu'il porte préjudice à la science, parce qu'il détourne l'élève des études qui doivent le conduire à la pratique, parce qu'il ne place que des rêves et des choses imaginaires aux lieu et place de la bonne et saine observation, parce qu'enfin ce ne sont qu'hypothèses sur hypothèses, qui détruisent tout le passé pour ne rien mettre à la place !

Doctrine de M. Bazin.

En 1847, époque à laquelle M. Bazin fut appelé à diriger l'un des services médicaux de l'hôpital Saint-Louis, on ne connaissait aucun traitement capable de guérir radicalement la gale ou la teigne : les Mahon jouissaient exclusivement du privilége de traiter les teigneux, et la gale récidivait souvent malgré un traitement de plus d'un mois.

D'autre part les médecins de l'hôpital Saint-Louis, MM. Cazenave, Gibert, Devergie, marchaient aveuglément dans le sentier tracé par Willan, classaient les affections cutanées d'après leurs éléments primitifs, s'évertuaient à les localiser dans tel ou tel élément constitutif du derme (Cazenave), à multiplier le nombre des variétés de formes admises par leurs devanciers, pensant avoir fait une découverte utile à la science et à l'humanité, quand ils avaient trouvé le siége du sycosis, démontré que cette affection consiste en une inflammation des follicules pileux, ou quand ils avaient créé la forme d'eczéma dite *unisquamosum* : comme si de ces découvertes devait résulter quelque lumière capable d'éclairer la nature et le traitement des affections cutanées.

A peine quelques années s'étaient-elles écoulées depuis l'arrivée de M. Bazin à l'hôpital Saint-Louis, que la friction générale insecticide était instituée, et la gale guérie en moins de vingt-quatre heures ; qu'au traitement empirique et inefficace des frères Mahon, succédait un traitement rationnel, scientifique et certain dans ses résultats ; qu'une classification nouvelle était créée ; l'existence des maladies constitutionnelles irrévocablement démontrée, etc. , qu'en un mot, sur les ruines des anciennes doctrines apparaissait un édifice majestueux et durable.

Pourquoi M. Bazin avait-il en si court espace de temps changé complétement la face de la dermatologie, renové la science, tandis que depuis Willan et Bateman jusqu'à lui, c'est-à-dire dans un intervalle de plus de cinquante années, les médecins qui s'étaient succédé avaient tous, à l'exception d'Alibert, suivi le même sentier, battu la même voie, apportant sans doute à l'édifice de leurs prédécesseurs quelques ornements, quelques embellissements, donnant par exemple une description de l'eczéma plus détaillée et conforme à l'observation, mais arrivant toujours au même couronnement, plaçant sans cesse le même frontispice sur l'édifice, parce qu'ils avaient accepté les mêmes bases? C'est que mon illustre maître avait compris que les principes de ces derniers étaient erronés, qu'il fallait avant tout établir une distinction entre les maladies, l'affection, la lésion et le symptôme, rattacher les manifestations cutanées à des maladies, et non les regarder comme des maladies, etc.

Tandis que l'École de Paris définit avec Galien la maladie « un état anormal du corps vivant, caractérisé par une altération de structure ou par un trouble de fonction. »

M. Bazin la définit : Un état accidentel et contre nature de l'homme, qui produit et développe un ensemble de désordres fonctionnels et organiques, isolés ou réunis, simultanés ou successifs.

Pour l'École de Paris, l'altération de structure ou le trouble fonctionnel du foie, de la rate et de l'intestin, constitue une maladie, tandis que pour M. Bazin, cette altération anatomique et le trouble fonctionnel sont des effets d'un état anormal et contre nature du corps.

Il suffisait cependant, pour s'apercevoir de l'imperfection de la définition galénique, de considérer les altérations de la fièvre typhoïde, de la syphilis, des fièvres éruptives! Est-ce que les pustules varioliques ne constituent pas un état anormal du corps, caractérisé par une altération organique; est-ce que les altérations syphilitiques du foie ne sont pas des états anormaux de l'économie caractérisés par une altération de structure?

Cependant sont-ce des maladies ou des effets d'une maladie? n'est-il pas évident qu'il font subordonner l'éruption variolique ou rubéolique à un état contre nature et accidentel du corps à une maladie?

Le symptôme, dit M. Bazin, est une modification morbide de l'action organique, de la fonction, ou un changement perceptible aux sens dans les qualités physiques de l'organe ou des matières excrétées. Quoi de plus naturel alors que de partager les symptômes, avec tous les anciens auteurs, en trois classes :

1° Modifications ou perversion des fonctions ;

2° Modifications ou transformations des qualités physiques des organes ;

3° Modifications ou transformations des matières excrémentitielles.

La lésion, c'est l'altération matérielle des organes ; le classement des lésions, c'est la classification anatomo-pathologique. Rien n'est plus simple que d'adopter ici un ordre conforme aux divisions de l'anatomie normale.

Nous aurons ainsi trois grandes classes de lésions :

1° Les lésions fœtales et congénitales, qui correspondent à l'anatomie embryonnaire ;

2° Les lésions des caractères physiques des organes, du volume, de la connexion, des rapports, qui correspondent à l'anatomie descriptive ;

3° Enfin les lésions de texture, qui répondent à l'anatomie générale et de structure. Ces dernières sont divisées en analogues ou hétérologues, homœomorphes ou hétéromorphes, suivant qu'elles sont constituées par des produits analogues antérieurs, normaux, ou par des produits étrangers à l'organisation.

L'affection est caractérisée par la réunion de la lésion et du symptôme.

C'est pour n'avoir pas établi cette distinction capitale que les prédécesseurs et les contemporains de M. Bazin se sont tous contentés du diagnostic de la lésion élémentaire et de l'affection, n'ont pas été conduit à rechercher la nature des affections cutanées et sont tous partis de la lésion pour établir les ordres (Bazin) de leurs classifications.

Les médecins qui ne font aucune différence entre la maladie, l'affection, la lésion et le symptôme, pour lesquels l'eczéma est une maladie, la classification de Willan, une classification de maladies, etc. etc., peuvent-ils, en effet, admettre que l'eczéma est l'effet d'une maladie? Que si la classification de Willan doit être acceptée, du moins doit-elle être suivie d'une autre classification basée sur la nature de l'affection cutanée.

Pénétré au contraire des différences qui existent entre ces diverses expressions, M. Bazin a pu dire : «La classification de Willan n'est pas une classification nosographique, c'est une classification d'éruptions et de lésions biologiques, et comme classification d'éruptions, elle est incomplète et ne comprend ni l'hypertrophie crypteuse, ni les tumeurs de la peau désignées sous le nom de *pian*, de *mycosis fongoïdes*, ni les *furoncles*, ni le *godet favique*; j'ai donc cru devoir remplacer les divisions villaniques par une nouvelle classification des lésions cutanées élémentaires et des affections génériques de la peau» (voyez *Traité de la scrofule* de M. Bazin).

« La classification d'Alibert, dit encore M. Bazin, n'est, d'autre part, ni une classification nosographique ni une classification de symptômes ; c'est un rapprochement arbitraire des maladies dans le cours desquelles on observe des lésions très-variées de tégument externe. Elle ne remplit aucun but, ne saurait aider au diagnostic des symptômes ou des lésions, ni au diagnostic des maladies. »

M. Bazin a fondé une classification basée, avons-nous dit, sur la nature ou la cause des affections ; il admet deux classes d'affections de la peau : l'une qui répond aux difformités, l'autre aux maladies proprement dites.

Cette dernière comprend des affections de cause externe et des affections de cause interne.

Les affections cutanées de cause externe sont déterminées par une cause mécanique ou physique, par des instruments piquants, le calorique, le froid, l'électricité, une pression lente, par exemple.

Ou bien elles sont provoquées soit directement, soit indirectement ; dans le premier cas elles sont le résultat de l'action du soleil, d'un agent irritant, d'une inoculation, de la présence de parasites, animaux ou végétaux ; dans le second, elles reconnaissent pour cause l'ingestion d'aliments ou de substances médicamenteuses telles que les moules, le copahu. C'est à ces affections que l'on a donné le nom de *pathogénétiques*, pour les différencier des autres que l'on appelle généralement *affections artificielles*.

L'existence des affections parasitaires est aujourd'hui universellement adoptée ; sans doute il existe encore quelques voix qui protestent et nient l'utilité thérapeutique de l'étiologie parasitaire des teignes ; mais leurs paroles ne trouvent plus aucun écho et, emportées par le vent, se perdent dans les airs, sans jamais être recueillies ! Que peuvent-elles contre ce concert unanime de louanges décernées depuis dix ans à M. Bazin, contre ces paroles écrites par une plume que l'on ne saurait accuser de partialité : La dermatologie est redevable à M. Bazin du seul progrès important que puisse revendiquer notre époque ! (Gibert).

Le parasite, dit M. Bazin, est l'unique cause déterminante des affections cutanées parasitaires ; mais ce parasite d'où vient-il, du dedans ou du dehors ? Est-il engendré spontanément par l'organisme ?

Quant à moi, je ne suis pas partisan de cette doctrine obscure de la génération spontanée.

Il existe deux sortes de parasites, des parasites végétaux et des parasites animaux, tous se transmettent par contagion ; mais, tandis que ceux-ci se transmettent seulement par le contact immédiat et le contact médiat, ceux-là peuvent se transmettre par l'air, l'inoculation et le contact médiat et immédiat.

Tantôt la contagion s'opère de l'homme à l'homme, quelquefois de l'homme aux animaux et réciproquement ; mais, en outre de la cause déterminante, il existe des causes prédisposantes, telles que l'âge, le sexe, le tempérament, la constitution, certaines conditions physiologiques (la grossesse, par exemple ; ainsi le chloasma ou marque des femmes enceintes, est dû au microsporon furfur) ; enfin il faut que l'homme possède une prédisposition spéciale pour qu'une affection parasitaire se développe chez lui ; sans cette prédisposition, cette cause interne, toutes les conditions réunies seraient impuissantes.

Parmi les parasites végétaux, les uns occupent de préférence les poils ou les ongles, ce sont les végétaux trichophytiques et onychophytiques.

Les autres vivent plus volontiers aux dépens de l'épiderme, ce sont les végétaux épidermophytiques.

Enfin d'autres occupent principalement les surfaces épithéliales à végétaux épithéliophytiques.

Les affections déterminées par les végétaux trichophytiques et onychophytiques ont reçu le nom de *teignes*. M. Bazin en distingue trois espèces :

La teigne faveuse, due à l'achorion Schœleinii ;

La teigne tonsurante, due au trichophyton ;

La teigne pelade, due au microsporon Audouini.

Les affections qui reconnaissent pour cause l'existence du microsporon furfur ou végétal épidermophytique, sont le *pitiriasis versicolor, nigra,* le *chloasma* ou *macula gravidorum,* les taches hépatiques, les éphélides lenticulaires.

Enfin l'histoire des affections dues à la présence des végétaux épithéliophytiques sont du cadre de la pathologie cutanée.

Parmi les animaux qui vivent en liberté à la surface du corps, les uns la parcourent en liberté, tandis que les autres siégent dans l'épaisseur de l'épiderme : dans la première section se trouvent le pou et la puce commune ; dans la seconde, la phique ou puce pénétrante et les acares.

Sans contredit, la découverte de l'étiologie parasitaire des teignes et de la gale constitue un fait scientifique important ; mais en quoi eût-elle servi à l'humanité et au praticien si elle n'eût été fécondée ; si, grâce à elle, un traitement rationnel et utile n'eût été institué ? En quoi fut-elle profitable aux malades pendant les dix années qui s'écoulèrent depuis le jour où Gruby apprit au monde scientifique qu'il avait trouvé un champignon dans les cheveux des enfants affectés de teigne tonsurante et celui où M. Bazin commença ses patientes et laborieuses recherches? C'est à mon illustre maître qu'appartient la gloire immortelle d'avoir démontré que le traitement des teignes devait consister dans l'emploi d'agents parasitaires d'une part, et dans l'épilation de l'autre.

C'est en s'appuyant sur la nature parasitaire des teignes que M. Bazin fut conduit à préconiser l'emploi des parasiticides dans le traitement de ces maladies ; c'est en prenant en considération l'existence de spores végétales dans le bulbe pileux et sur les parois des follicules, et la nécessité, pour arriver à une guérison complète, de mettre tous ces points en contact avec l'agent destructeur, qu'il fut conduit à proposer l'épilation, seul moyen de mettre à nu les parois des follicules pileux. Ainsi avait-il agi dans le traitement de la gale : la pommade d'Helmerich était destinée à détruire l'acarus, et la friction générale à ne laisser aucun parasite à l'abri du contact de la pommade insecticide.

Dès lors cessait la honte qui pesait jusque-là sur le corps médical, obligé de confier le traitement de la teigne à des mains étrangères, d'en abandonner le soin à des empiriques.

Les affections artificielles, dont on ne saurait dire aujourd'hui qu'elles constituent encore un sujet d'études, puisque M. Bazin en a fait l'histoire complète dans des leçons de l'année dernière, ces affections sont aussi généralement acceptées que les affections parasitaires, et ont pris dans le cadre nosologique une place qu'on ne saurait désormais leur enlever.

Leur traitement est aussi simple et rationnel que celui des affections parasitaires; il consiste à enlever la cause et à appliquer des topiques dont l'action soit en rapport avec la lésion produite par l'agent irritant.

Mais les affections pathogénétiques ont été moins favorablement accueillies, et sont d'ailleurs le plus souvent méconnues de la plupart des médecins; tandis, en effet, que l'existence des affections parasitaires et artificielles est évidente, palpable pour ainsi dire, puisque la cause tombe sous les sens, et que la maladie se confond avec l'affection qui en est l'expression ; la relation de cause à effet qui existe entre le médicament ingéré et l'éruption cutanée frappe moins les yeux, et d'ailleurs on ignore, le plus ordinairement, la nécessité d'une prédisposition spéciale pour que l'ingestion du co-pahu ou de l'arsenic, par exemple, soit suivie d'une éruption cutanée, et les médecins, ne la constatant pas toujours après l'ad-ministration de ces médicaments, sont portés à les nier et à les re-garder comme pathologiques.

Que de fois n'ai-je pas observé des éruptions copahiques que l'on avait considérées comme syphilitiques !.... Mais, soyez-en con-vaincus, le même sort qu'ont éprouvé les affections parasitaires artificielles est réservé aux affections pathogéniques, et quelques années ne s'écouleront pas sans qu'elles soient universellement adoptées.

Le traitement de ces affections est encore basé sur la cause : prohiber l'usage de certains aliments et de certains médicaments, conseiller un traitement local en rapport avec la lésion cutanée, tel il est.

Il ne faudrait pas croire toutefois que la cessation de l'action sur les téguments d'un agent irritant, la destruction du parasite, sont toujours suivis d'une prompte guérison ; il n'est pas très-rare d'ob-server des eczémas artificiels dont l'existence se perpétue pendant un temps très-long, malgré la soustraction de la cause. D'où vient cette persistance ? De l'existence d'une maladie constitutionnelle qui jusque-là était restée latente, mais qui s'est éveillée sous l'influence de l'action d'un agent irritant et entretient la manifestation cu-tanée. Il faut alors, si l'on veut obtenir la guérison du malade, mettre en usage une médication générale appropriée à la circon-stance.

IIe Ordre. — *Affections de cause interne.*

Les affections de cause interne sont symptomatiques d'un grand nombre de maladies; nous trouvons en effet :

1re section. — Des affections pestilentielles.
2e   —   —   —   fébriles.
3e   —   —   —   exanthématiques.
4e   —   —   —   pseudo-exanthématiques.
5e   —   —   —   phlegmasiques.
6e   —   —   —   hémorrhagiques.
7e   —   —   —   symptomatiques des maladies constitutionnelles.
8e   —   —   —   symptomatiques des diathèses.

Nous nous occuperons seulement dans ce travail des affections symptomatiques des maladies constitutionnelles ; encore passerons-nous sous silence les léproïdes, affections qu'il nous est rarement donné d'observer dans nos pays.

Des affections symptomatiques des maladies constitutionnelles.

Une maladie constitutionnelle, dit M. Bazin, est une maladie aiguë ou chronique, pyrétique ou apyrétique, continue ou intermittente, ordinairement à longues périodes, contagieuse ou non contagieuse, caractérisée par un ensemble de produits morbides, d'affections très-variées, sévissant indistinctement sur tous les systèmes organiques.

Une diathèse, au contraire, est une maladie aiguë ou chronique, pyrétique ou apyrétique, continue ou intermittente, contagieuse ou non contagieuse, caractérisée par la formation d'un seul produit morbide qui peut avoir son siége indistinctement dans tous les systèmes organiques.

Les maladies constitutionnelles dont nous tracerons en quelques pages l'histoire sont la scrofule, la dartre, l'arthritis, la syphilis.

Les maladies constitutionnelles présentent des affections qui leur sont propres, et des affections qui leur sont communes : l'histoire symptomatologique des maladies constitutionnelles présente donc deux chapitres consacrés, l'un aux affections propres, et l'autre aux affections communes ; mais l'histoire des phénomènes communs pendant la première époque des maladies constitutionnelles comprenant l'état de l'habitude extérieure du malade, et des fonctions animales, vitales et naturelles ; celle des phénomènes communs pendant la deuxième période, l'exposé des divers aspects de la cachexie, n'ayant, en un mot, aucun rapport avec les affections cutanées, nous nous bornerons à la simple mention que nous venons d'en faire.

Les affections des maladies constitutionnelles, dit M. Bazin, sont très-multipliées, et sont loin de présenter toujours le même ordre ; aussi est-il difficile de les soumettre à une division par périodes. Toutefois, en me rappelant combien la division des accidents syphilitiques en trois ou quatre périodes a simplifié l'étude de la syphilis, je n'ai pas hésité à appliquer la même division aux autres maladies constitutionnelles.

1° *Scrofule.* La première période de la scrofule est caractérisée par des affections superficielles du système tégumentaire : des éruptions cutanées et des affections muqueuses catarrhales.

Les éruptions cutanées ont été divisées en trois groupes, dont le premier comprend les affections érythémateuses : l'engelure permanente, l'érythème induré, la couperose.

Le deuxième, les affections boutonneuses : le strophulus, le lichen, le prurigo et l'acné.

Le troisième, les affections dites exsudatives, parce que l'exsudation séro-purulente, épithéliale ou sébacée, en est le principal caractère ; ce groupe renferme les affections vulgairement appelées *gourmes* ou *pseudo-teignes* (eczéma impétigineux, acné sebacea fluide ou concrète).

La deuxième période de la scrofule est caractérisée par des affections profondes du système tégumentaire : elle comprend trois groupes de phénomènes éruptifs :

Le premier renferme celle où il semble qu'il n'y ait que de l'érythème sur les parties affectées (scrofulide érythémateuse) : lupus érythémateux et lupus acnéique.

Le deuxième comprend toutes les scrofulides qui se distinguent par des saillies cutanées (scrofulide tuberculeuse) : lupus tuberculeux, scrofulide tuberculeuse inflammatoire, une variété rare du molluscum des auteurs.

Le troisième comprend toutes les scrofulides où la supuration sanieuse est le phénomène prédominant (scrofulide crustacée-ulcéreuse).

La troisième période est caractérisée par l'existence d'affections osseuses, et la quatrième par celle d'affections viscérales.

De la dartre.

La dartre est une maladie constitutionnelle à longues périodes, à marche lente, continue ou intermittente, non contagieuse, constituée par des affections spéciales qui ont pour siége les membranes tégumentaires, les nerfs, les viscères, et caractérisée par la fréquence des récidives et la persistance des manifestations cutanées.

Chez les dartreux, la transpiration est rare ; les démangeaisons, les affections pathogéniques, les névralgies, fréquentes ; le caractère irascible.

Les manifestations dartreuses, comme celles de la scrofule, peuvent se diviser en quatre périodes :

Dans le cours de la première, surviennent la roséole, l'urticaire, le zona, les affections pseudo-exanthématiques, en un mot, ou des affections chroniques qui possèdent des caractères propres, et sont par conséquent faciles à reconnaître, l'eczéma par exemple ; enfin des affections des muqueuses, telles que le coryza, l'angine granuleuse, des diarrhées glaireuses.

Dans la deuxième, les affections sont plus étendues, plus fixes, plus exposées à la récidive, et siégent non-seulement sur les téguments externe ou interne, mais encore sur le système nerveux ou le système séro-cellulaire. Les affections cutanées sont sèches ou humides.

Dartre sèche...	papuleuse..	lichen. / prurigo.
	squameuse.	pityriasis. / psoriasis.
Dartre humide..	vésiculeuse.	eczéma. / pemphigus.
	pustuleuse..	impétigo. / ecthyma, furoncle.

Dans la troisième période, les affections cutanées tendent a se généraliser et alternent ordinairement avec des affections des muqueuses.

Enfin, dans la quatrième période, les affections cutanées occupent la plus grande partie de la surface du corps et ne se déplacent plus ; bien plus, les organes internes subissent l'influence du vice herpétique.

De l'arthritis.

L'arthritis est une maladie constitutionnelle non contagieuse, caractérisée par la tendance à la formation d'un produit morbide (le tophus) et par des affections variées de la peau, de l'appareil locomoteur et des viscères, affections se terminant généralement par résolution.

Chez les arthritiques, la transpiration est exagérée, la chute des cheveux prématurée, l'embonpoint très-développé, l'appétit modéré, la constipation l'état habituel, l'existence des hémorrhoïdes fréquente, et enfin le développement du système musculaire très-développé.

Dans la première période de cette maladie, s'observent des attaques de rhumatisme articulaire, des affections pseudo-exanthématiques ou chroniques de la peau, des affections des muqueuses.

Dans la deuxième période, les affections tégumentaires se prononcent davantage, leurs caractères sont mieux accusés, et souvent des attaques de goutte aiguë et de rhumatisme sont observées.

Dans la troisième période, les affections articulaires se généralisent et deviennent fixes.

Dans la quatrième période enfin, les viscères subissent l'influence du vice arthritique.

Syphilis.

La syphilis est une maladie constitutionnelle contagieuse, inoculable, essentiellement héréditaire, continue ou intermittente, d'une durée ordinairement fort longue, marchant de la périphérie vers le centre de la peau, vers les viscères, et se traduisant par des affections résolutives, d'une part, ulcéreuses, de l'autre, et sur tous les systèmes anatomiques, par deux produits morbides, la gomme et l'élément fibro-plastique.

Les accidents de la première période se divisent en accidents primitifs (chancre et gonorrhée), accidents de succession (lymphangite et bubon), et accidents de contagion locale (végétation).

Les accidents de la seconde période ou secondaires sont l'induration du chancre, les plaques muqueuses, et les syphilides ou affections cutanées se manifestant spontanément sous l'influence de la diathèse syphilitique.

M. Bazin a donné la classification suivante des syphilides :

PREMIÈRE SECTION. — *Exanthématiques.*

SYPHILIDES RÉSOLUTIVES.	1° Erythémateuse...............	maculeuse ou rubéolique. granulée. squameuse.
	2° Papuleuse....................	lenticulaire. miliaire.
	3° Pustuleuse....................	lenticulaire. miliaire. phlyzaciée.
	4° Vésiculeuse..................	varicelliforme.

DEUXIÈME SECTION. — *Circonscrites,*

SYPHILIDES RÉSOLUTIVES.	1° Tuberculeuse...................	en groupes. en anneaux. squameuse.
	2° Pustulo-crustacée..............	éparse. miliaire. en groupes.
	3° Papulo-vésiculaire..............	éparse. en corymbes. en cercles.

TROISIÈME SECTION. — *Ulcéreuses.*

SYPHILIDES ULCÉREUSES.	1° Puro-vésiculeuse...............	disséminée (forme maligne). en groupes.
	2° Tuberculo-ulcéreuse...........	en groupes. serpigineuse.
	3° Gommeuse....................	éparse. en groupes.

L'induration des lymphatiques sous-cutanées constitue aussi un accident secondaire ; elle donne à la main que l'on promène à la partie interne des membres la sensation d'un cordon moniliforme, et aurait, d'après M. Bazin, une grande influence séméiotique dans les cas douteux.

Enfin M. Bazin considère le testicule et l'iritis syphilitiques comme des accidents de transition, et professe que les liquides sécrétés par les accidents secondaires peuvent donner lieu à des produits végétants.

Les accidents tertiaires ont pour siége le système locomoteur et le tissu cellulaire profond ; les accidents quaternaires, les divers viscères de l'économie.

Telles sont les affections que l'on observe successivement dans le cours de la scrofule, la dartre, l'arthritis et la syphilis. Chacune de ces maladies constitutionnelles donne naissance, à un moment donné de son évolution, ainsi que le démontre l'énumération précédente, à des manifestations cutanées sèches ou humides, pseudo-exanthématiques ou chroniques. L'eczéma, le lichen, ne sont donc plus pour M. Bazin des maladies liées quelquefois à un état général (indéterminé) de l'économie, contre lesquelles on prescrit des médicaments locaux, et, si elles passent à l'état chronique, des préparations arsénicales. Ce sont des affections qui tantôt reconnaissent pour cause l'action d'agents irritants ou sont le résultat de l'existence de parasites ; tantôt, au contraire, constituent des manifestations de la scrofule, de l'arthritis, de la dartre, de la syphilis.

Mais du moins est-il possible de reconnaître *de visu* la nature d'une affection cutanée ? peut-on, étant donné un eczéma, un lichen, affirmer qu'il est arthritique ou dartreux ou scrofuleux ? Parfaitement.

Mais du moins existe-t-il un traitement spécialement applicable à telle espèce d'eczéma ? Certainement.

Sans doute la nature de notre travail ne nous permet pas d'indiquer les caractères différentiels de chacune des espèces des diverses affections cutanées, mais au moins nous donnerons les signes généraux des scrofulides, des syphilides, et surtout des herpétides et des arthritides, parce que ce sont les deux seules dont l'existence ait été mise en doute, et qu'au sujet des doctrines de M. Hardy, nous aurons à établir à leur égard une grave discussion.

Les caractères communs des dartres scrofuleuses sont la ténacité,

la persistance dans le même lieu, l'ordre qu'elles suivent dans leur
propagation, s'étendant en général de la tête et des parties supérieures du corps aux parties inférieures; leur prompte dissémination sur les diverses régions du corps; la modalité particulière du
travail inflammatoire, qui est essentiellement sécrétant et suppuratif
ou hypertrophique; la participation des follicules et des glandes,
et souvent aussi du tissu cellulaire sous-cutané à ce travail inflammatoire; le retentissement sur les ganglions lymphatiques du voisi-
nage; l'absence de douleur et de prurit, ou tout au moins de prurit
violent et permanent, qui augmente par la chaleur du lit, et porte
sans cesse le malade à se déchirer la peau avec les ongles; enfin les
traces qu'elles laissent après elles.

Le prurit ne dépend pas seulement de la nature de la maladie,
mais encore du siége et du caractère particulier de l'affection. Si
l'inflammation s'étend aux couches profondes de la peau, il n'y a
plus de prurit; lorsqu'elle ne dépasse pas les couches superficielles,
il est d'autant plus vif qu'il y a plus de congestion et moins de sécrétion. C'est pour cela que le prurit est en général plus vif dans le
prurigo et le lichen que dans le pityriasis et le psoriasis; plus enfin
dans l'eczéma que dans l'impétigo, où le travail inflammatoire a plus
d'intensité locale. Mais notez bien que cela peut tenir aussi à ce que
l'eczéma est plus souvent de nature dartreuse ou arthritique que
l'impétigo.

CARACTÈRES COMMUNS ET DIFFÉRENTIELS DES ARTHRITIDES.

Les caractères communs des arthritides portent sur la considération du siége, de la forme, de la coloration, de la nature des produits excrétés, de la disposition relative des éléments éruptifs, de la
complexité des lésions primitives, de la marche, de la durée, des
récidives, et enfin de la modification de la sensibilité cutanée.

1° *Siége topographique.* Les affections cutanées se développent dans des régions-spéciales, suivant les maladies constitutionnelles auxquelles elles appartiennent. Nous savons que les scrofulides se montrent de préférence sur le cuir chevelu, d'où elles s'irradient sur les autres parties du corps, et que les syphilides ont pour lieux d'élection le front, les ailes du nez, la nuque, les épaules, etc. Les arthritides ont aussi des lieux d'élection qu'il est important de connaître. Elles se développent principalement sur les parties découvertes, telles que la face, le front, la racine des cheveux, la nuque, la partie supérieure et antérieure de la poitrine, les mains, les pieds, les avant-bras, et les jambes; elles se manifestent, et très-souvent, dans les régions les plus riches en glandes sudorifères et pileuses : le cuir chevelu, la paume des mains, la plante des pieds, les régions axillaire et ombilicale, les mamelles au moment de la lactation, et enfin les parties génitales.

2° *Forme.* Les arthritides présentent habituellement la forme nummulaire, elles occupent des régions peu étendues; cependant, si elles envahissent quelquefois de grandes surfaces par la naissance successive de plusieurs groupes, jamais elles ne deviennent générales, comme les herpétides. Elles manquent aussi de la fixité ou de la persistance de ces dernières, car elles disparaissent toujours dans les dernières périodes de la maladie; la peau reprend alors ses caractères normaux.

3° *Coloration.* La coloration pathologique de la peau est due à deux causes : à une altération de la sécrétion pigmentaire ou à une congestion capillaire ; la couleur de la peau causée par une augmentation ou une diminution de la sécrétion pigmentaire est importante à considérer ; les syphilides laissent à leur suite des taches brunes caractéristiques, et dans la pelade on constate une décoloration, ou même une coloration blanchâtre, produite à la fois par une diminution de la sécrétion pigmentaire et par le champignon. Dans les arthridites, la coloration cutanée n'est pas un caractère aussi constant et aussi nécessaire que dans les affections précédentes ; toutefois elle mérite d'être signalée à l'attention. Elle est ordinairement d'un rouge vineux ou ressemblant à la couleur de la framboise ; elle est occasionnée par la congestion, et souvent par la dilatation variqueuse des vaisseaux capillaires de la peau. Quelquefois la congestion est portée jusqu'à l'hémorrhagie, et l'on trouve parmi les éléments de l'affection soit de petits foyers sanguins, soit des ecchymoses consécutives dans l'épaisseur du derme.

On rencontre souvent dans l'arthritis des affections dyschromateuses qui ont leur siége sur les régions découvertes ou sur les parties sexuelles ; ces vitiligos ne sont que de simples difformités, et ne constituent pas plus des arthritides que le vitiligo du cou chez les syphilitiques ne constitue une syphilide.

4° *Nature des produits excrétés.* La nature des produits excrétés varie beaucoup dans les différentes maladies constitutionnelles.

En effet, dans la syphilis, nous trouvons une sécrétion purulente et visqueuse qui se concrète sous la forme de croûtes brunes et vernissées ; dans la scrofule, nous rencontrons une sécrétion séro-purulente qui fournit des croûtes moins sèches, jaunes ou brunâtres, et rugueuses ; dans la dartre, nous voyons une sécrétion séro-plastique, abondante, qui se concrète en lamelles jaunâtres et molles ; et dans les arthritides, la sécrétion est peu considérable, et quelquefois elle est nulle ; les surfaces malades sont sèches, couvertes de croûtes très-minces ou de squames. D'après les faits que j'ai observés, il semblerait que les affections squameuses se montrent de préférence avec le rhumatisme, tandis que les affections croûteuses et bullo-lamelleuses se rencontrent plus particulièrement avec la goutte.

5° *Dispositions des éléments éruptifs.* D'une manière générale, les arthritides sont disposées en groupes séparés par des intervalles de peau saine qui n'ont pas de tendance à se réunir.

Elles diffèrent beaucoup des herpétides, qui se manifestent par de larges plaques ou par des groupes qui, d'abord isolés, ne tardent pas à se joindre pour couvrir de grandes surfaces. L'affection dartreuse n'est pas limitée, elle gagne chaque jour du terrain par le développement de nouvelles plaques; ce mouvement d'extension progressive n'existe pas ou est moins marqué dans l'arthritide.

6° *Multiplicité des lésions primitives.* Dans l'arthritis on trouve une variété de lésions qui rend très-difficile le diagnostic anatomique : ainsi, sur une même surface, vous verrez simultanément ou successivement du lichen, de l'eczéma, du pityriasis, etc.

Cette multiplicité des lésions primitives n'a pas échappé à l'observation des willanistes; elle a conduit M. Devergie à instituer des formes composées; au contraire, nous rencontrerons souvent dans la dartre les formes simples d'affections cutanées telles qu'elles ont été décrites par Willan et ses disciples.

7° *Marche, durée, terminaison et récidive.* Au début de la maladie, les arthritides ont une durée plus longue et une fixité plus grande que les herpétides; mais, tandis qu'elles disparaissent d'une manière définitive dans les périodes plus avancées de la diathèse, les herpétides deviennent au contraire plus persistantes, couvrent la plus grande partie de la peau et coexistent avec les affections viscérales. D'une manière absolue, les dartres herpétiques présentent une durée beaucoup plus longue que les arthritides, qui cessent de se montrer dans les périodes avancées de la maladie constitutionnelle.

Les arthritides récidivent avec une grande facilité, mais toujours sur les mêmes régions; à chaque printemps, le malade aura un eczéma aux mains, aux pieds, à la face, etc. Au contraire, les herpétides sont très-mobiles et se promènent sur toute la surface du corps.

8° *Distribution des affections.* Nous trouvons l'absence de symétrie dans la distribution des arthritides, et la symétrie dans la disposition des herpétides. Ces dernières se développent simultanément ou à peu de distance sur des parties analogues : par exemple un eczéma dartreux existera aux deux plis du coude, aux creux poplités, aux cuisses, etc. Les arthritides sont remarquables par l'irrégularité qu'elles offrent le plus ordinairement dans leurs arrangements : vous constaterez une plaque d'eczéma arthritique sur le dos d'une main, sur un avant-bras, etc., et vous n'observez rien sur les côtés opposés.

9° *Modification de la sensibilité cutanée.* Dans les syphilides, la démangeaison et la douleur manquent; dans les scrofulides, les douleurs sont presque nulles, et les démangeaisons sont peu considérables; dans les herpétides, on trouve le prurit à tous les degrés; dans l'arthritis, le prurit franc est rare, il est remplacé par des élancements, des picotements ou de la cuisson des parties affectées; toutefois le prurit de l'anus et des parties génitales, indépendant de toute éruption, doit être considéré comme un symptôme ordinaire de l'arthritis.

CARACTÈRES COMMUNS ET DIFFÉRENTIELS DES HERPÉTIDES.

Nous examinerons les caractères communs des herpétides, considérées sous le rapport du siége, du mode de développement, de la disposition des éruptions, de la disposition des éléments primitifs, de la couleur, de la nature des produits excrétés, de la marche et de la durée, enfin de la modification de la sensibilité cutanée.

Siége. Le siége des affections est important à noter. « Par les considérations du siége, a dit Poupart, vous arrivez fréquemment à la connaissance du principe des dartres. »

Les herpétides n'ont pas, comme les arthritides, de siége de prédilection ; elles peuvent débuter indistinctement sur le tronc, la tête ou les membres. Cependant on voit souvent, chez les enfants, les premières manifestations de la dartre se faire à la tête, qui est le rendez-vous de toutes les affections cutanées de cet âge. Dans ce cas, les herpétides ne tardent pas à s'irradier sur les autres régions du corps.

Sous le rapport du siége topographique, les herpétides diffèrent donc des arthritides qui se montrent plus particulièrement sur les parties découvertes, des syphilides qui se développent spécialement dans quelques régions, comme le front, les ailes du nez, la nuque, les épaules, etc.

Nous avons aussi quelques remarques à faire sur le siége anatomique des herpétides.

Tandis que les arthritides se traduisent le plus souvent par des lésions des follicules pileux et des glandes sudoripares, les herpétides se manifestent le plus ordinairement par des altérations du réseau musculaire et du corps papillaire du derme.

Cette différence de siége anatomique nous explique pourquoi les herpétides s'étendent à de grandes surfaces et se développent sur toutes les régions, tandis que les arthritides n'apparaissent que dans les régions spéciales, pourvues d'un grand nombre de follicules pileux et de glandes sudoripares.

Mode de développement. Les arthritides occupent des surfaces limitées et se déplacent difficilement ; si elles sont quelquefois étendues à de grandes surfaces, comme on l'observe dans les affections pseudo-exanthématiques, elles disparaissent promptement pour faire place à des affections circonscrites et fixes.

Les herpétides pseudo-exanthématiques sont également générales dès le début de la maladie constitutionnelle, et sont bientôt remplacées par des affections moins étendues ; celles-ci se montrent sur une ou plusieurs régions, disparaissent, puis se reproduisent tantôt sur les mêmes régions, tantôt sur des régions différentes, et envahissent chaque fois des régions plus considérables. Cette mobilité est propre aux herpétides.

Enfin, dans la dernière période de la dartre, les affections occupent toute la surface de la peau; au contraire les arthritides disparaissent dès que les manifestations viscérales de l'arthritis viennent à se développer.

Disposition des éruptions. Les éruptions herpétiques présentent une symétrie remarquable dans leur développement; en effet, elles existent le plus ordinairement dans des régions qui se correspondent. L'eczéma dartreux, par exemple, occupe à la fois les deux parties latérales du cou, la face interne des deux cuisses, les deux joues, les plis du coude de chaque membre, etc.

Les arthritides, comme nous l'avons vu, n'affectent pas cette disposition symétrique qui est un caractère propre des herpétides.

Disposition des éléments éruptifs. Les éléments éruptifs sont d'abord isolés et disséminés sur une grande surface; puis ils se réunissent pour former de petites plaques qui se confondent à leur tour et s'étendent à une ou plusieurs régions du corps. Dans la dernière période de l'éruption, le malade est couvert de la tête aux pieds d'une enveloppe écailleuse.

L'éruption herpétique présente des contours sinueux, irréguliers; nous savons que l'éruption arthritique se manifeste par des plaques plus ou moins arrondies, dont les bords sont réguliers et nettement limités.

Couleur. Les herpétides humides offrent une coloration rosée qui diffère de la couleur violacée qu'on trouve dans les arthritides. Dans la forme squameuse de la dartre, les squames sont blanches, quelquefois d'un blanc nacré; dans les arthritides sèches, nous avons vu que les squames sont d'un blanc mat ou grisâtre.

Nature des produits sécrétés. D'une manière générale, les affections cutanées qui appartiennent à la dartre déterminent des sécrétions morbides considérables.

Les herpétides sèches sont remarquables par leur production abondante de squames (psoriasis, pityriasis, etc.). Les herpétides humides sont caractérisées par la sécrétion d'une grande quantité de sérosité (eczéma, pemphigus dartreux, etc.). Les arthritides présentent au nombre de leurs caractères généraux, nous l'avons dit, une sécheresse habituelle des parties affectées.

Nous avons constaté que la sérosité des herpétides possédait des propriétés alcalines. On pourrait se demander si les produits liquides qu'on rencontre dans les scrofulides, les syphilides et les arthritides, ne présentent pas des caractères chimiques différents. L'expérience ne manque pas sur ce point ; mais nous nous proposons de faire à ce sujet des recherches qui fourniront peut-être de nouveaux moyens de diagnostiques. Toutefois nous devons dire que les produits morbides, examinés jusqu'à ce jour, ont offert des propriétés alcalines dans un grand nombre d'affections de nature dissemblable.

Simplicité des lésions primitives. Dans la dartre, on rencontre la simplicité des lésions primitives.

Les affections que Willan a prises pour type de ses descriptions appartiennent à l'herpétisme. Au contraire, les variétés d'affections cutanées établies d'après des différences dans la marche, le siége ou d'après d'autres caractères de l'éruption, les maladies composées de M. Devergie, ne font point partie des affections herpétiques ; elles rentrent dans les classes des scrofulides, des arthritides, des phytodermides ou des syphilides.

Toutefois la simplicité des éléments primitifs ne s'observe que dans les premières périodes de la dartre ; car, dans la quatrième période de cette maladie constitutionnelle, les éruptions cutanées sont variées et confondues à tel point qu'il est impossible de reconnaître la lésion primitive.

Marche, durée, terminaison. Au début, les herpétides présentent une grande mobilité ; elles ne deviennent permanentes que dans la quatrième période de la maladie.

Ne doit-on pas faire une exception en faveur du psoriasis ? Cette affection, une fois établie, ne semble plus se déplacer. Cependant on observe des psoriasis, et c'est le plus grand nombre, qui disparaissent en hiver, pour se montrer de nouveau en été et au printemps.

Il est difficile de fixer la durée de la dartre : les manifestations cutanées se développent souvent à l'âge critique, et persistent avec plus ou moins d'intensité jusqu'à la mort. Quelquefois elles apparaissent pendant plusieurs années et cessent de se montrer. La maladie constitutionnelle est arrêtée dans son évolution par une cause souvent inconnue.

Parmi les herpétides sèches, le psoriasis se rencontre assez souvent dans l'enfance ; il peut rester longtemps stationnaire ou il fait des progrès peu sensibles.

Des malades ont porté des psoriasis pendant trente ou quarante ans, et même jusqu'à la mort. Il semble donc que la forme sèche des dartres affecte une marche moins rapide ; elle entraîne à sa suite, plus rarement et plus lentement, les accidents métastatiques et les déterminations viscérales de la maladie constitutionnelle.

Les herpétides ne laissent après elles aucune cicatrice persistante : ce caractère les distingue des scrofulides et des syphilides.

Modification de la sensibilité cutanée. La sensibilité subit de grandes modifications sous l'influence de la diathèse herpétique. Le prurit est le phénomène qu'on observe le plus fréquemment. Ce symptôme est quelquefois porté à un tel degré, que le malade se laboure la peau avec les ongles et préfère, à la pénible sensation de démangeaison, la douleur occasionnée par des déchirures et des plaies profondes de l'enveloppe cutanée. Un prurit continu et très-intense (*prurigo ferox*) peut conduire à l'aliénation mentale et au suicide.

Le prurit ne revêt pas toujours les mêmes caractères : parfois il est comparable à la sensation qui serait produite par la présence d'une multitude d'insectes en mouvement sur la peau ; d'autres fois il se traduit par un sentiment de cuisson semblable à celui qui résulterait d'une brûlure superficielle et étendue ; enfin ce phéno-mène se manifeste encore sous la forme de picotements ou d'élan-cements.

Le prurit est plus marqué la nuit que le jour. Il est peu prononcé dans les affections caractérisées par des sécrétions morbides abon-dantes ; réciproquement, il est ordinairement très-intense dans les éruptions cutanées qui ne présentent pas de sécrétion morbide ap-préciable. Ainsi les démangeaisons sont plus vives dans la période érythémateuse de l'eczéma que dans la période vésiculaire ; elles sont plus fréquentes et plus fortes dans les pityriasis que dans les psoriasis. Cette dernière affection est remarquable, comme on le sait, par l'abondance des produits excrétés. Si le prurit accompagne habituellement les herpétides, il peut aussi les précéder ; de même il persiste quelquefois après leur disparition, et ne cède que diffici-lement aux agents thérapeutiques.

CARACTÈRES COMMUNS ET DIFFÉRENTIELS DES SYPHILIDES.

Les caractères communs des syphilides sont les suivants :

1° Quelques-unes d'entre elles sont inoculables et contagieuses, ce qui ne s'observe jamais pour les éruptions qui dépendent d'une autre maladie constitutionnelle.

2° Elles sont les unes résolutives, les autres ulcéreuses, tandis que les scrofulides se distinguent par leur double tendance à l'hy-pertrophie et à l'ulcération, et que les affections dartreuses et ar-thritiques restent stationnaires ou disparaissent sans s'ulcérer.

10

3° Rien n'est plus fréquent que d'observer la mortification dans les vieilles syphilides : elle se retrouve bien aussi dans le scorbut et la scrofule, mais seulement à titre de complication.

4° Dans la syphilis comme dans la scrofule, on voit les manifestations cutanées se terminer par des destructions de tissus qui produisent des cicatrices indélébiles ; mais ces cicatrices ont, dans l'une et l'autre maladie constitutionnelle, des caractères distinctifs sur lesquels nous insisterons lorsque nous nous occuperons des diverses classes de syphilides.

5° Les éruptions syphilitiques ne récidivent jamais, ou au moins presque jamais avec les mêmes formes. C'est là un caractère important qui les distingue des éruptions d'une autre nature. Ainsi, que chez un dartreux affecté d'un psoriasis, la dartre récidive, ce sera sous forme de psoriasis.

6° L'induration des ganglions et des vaisseaux lymphatiques qui accompagnent les syphilides devient un signe précieux pour éclairer un diagnostic obscur.

7° Tandis que les affections dartreuses et parasitaires donnent lieu à des démangeaisons souvent très-intenses, les syphilides sont caractérisées par l'absence de prurit.

Toutefois il faut faire une exception, ainsi que nous l'avons dit dans la séméiotique cutanée, pour les syphilides qui occupent les régions où le système pileux est développé, comme le cuir chevelu.

8° Les syphilides présentent toutes une teinte cuivrée caractéristique, qui a sa valeur pour le diagnostic, mais dont on a singulièrement exagéré l'importance.

Cette teinte, en effet, pouvant s'observer dans les affections dartreuses ou parasitaires, est un caractère qui peut induire en erreur si on le considère isolément. Notons que la coloration cuivre jaune appartient plus spécialement aux syphilides tuberculeuses circonscrites, et la couleur cuivre rouge ou violacée aux syphilides ulcéreuses.

9° Enfin, comme dernier caractère des syphilides, nous signalerons leur disparition sous l'influence d'un traitement mercuriel.

Doctrines de M. Hardy en dermatologie.

Avant de commencer l'exposé des doctrines de M. Hardy, je sens le besoin de déclarer à ce distingué médecin que si, dans le cours des pages qui vont suivre, je serai quelquefois obligé de combattre ses opinions, ses idées en dermatologie, du moins, suis-je heureux de pouvoir proclamer à haute voix que je le considère comme l'une des lumières de l'hôpital Saint-Louis ; que je regarde ses doctrines comme supérieures à celles de MM. Gibert, Cazenave et Devergie ; que je crois pouvoir affirmer, après les conversations intimes que j'ai eues avec lui, après les nombreuses visites que j'ai faites dans son service, après l'audition attentive de ses leçons sur les dartres, que je crois pouvoir affirmer, dis-je, que sur beaucoup de points, il existe plutôt entre M. Bazin et M. Hardy des différences de forme et de langage que des différences de fond ; qu'enfin j'ai pour but en discutant ses idées, les mettant en opposition avec celles de M. Bazin, d'essayer de lui démontrer que les arguments qu'il a adressés contre les doctrines de mon maître sont plus spécieux que solides, et par conséquent de chercher à le rallier complétement à l'homme dont il partage tant d'opinions, afin que ces deux médecins étant désormais unis par des liens indissolubles, ils ne permettent plus aux voix déjà si affaiblies de leurs contradicteurs de se faire entendre, au drapeau willaniste de flotter plus longtemps sur l'hôpital Saint-Louis.

J'espère d'ailleurs que l'homme qui a terminé sa leçon sur l'arthritis par ces belles paroles : *Amicus Plato, sed magis amica veritas,* me permettra de les lui rappeler, et de l'assurer que je serai toujours fier de le compter parmi mes maîtres ; que je me rappellerai toujours avec reconnaissance la bienveillance avec laquelle il m'a sans cesse accueilli.

Dans sa préface, M. Hardy écrit : « Fondé sur l'étude des caractères
extérieurs, le système de classification de cette école (de Willan) n'était,
à proprement parler, qu'un moyen artificiel d'arriver au diagnostic ;
mais, ainsi posé, ce diagnostic lui-même était incomplet, il ne faisait
connaître qu'une partie de la maladie, la partie extérieure, en laissant dans l'ombre la question d'étiologie et de nature. Maintenant
que nous possédons parfaitement la connaissance des caractères gra-
phiques des maladies cutanées, il s'agit d'élucider cette question de
nature ; c'est à former de grands groupes nosologiques dans lesquels puissent se ranger les diverses éruptions qu'il faut s'appliquer,
et c'est dans la confection de cette œuvre que réside aujourd'hui le
progrès en dermatologie. Il faut qu'on se pénètre bien de cette vérité, que, pour bien connaître une maladie de la peau, il ne suffit
pas de savoir son nom tiré de son apparence extérieure, mais qu'il
faut encore rechercher à quel groupe naturel elle appartient ; de
même que, dans notre état social, un individu n'est bien connu dans
sa personnalité que lorsqu'à son prénom on peut ajouter son nom
de famille. Les éruptions ont donc aussi leur nom de famille, et c'est
ce nom qui vient nous éclairer sur leur cause, sur leur marche,
sur leurs récidives possibles et sur le traitement qui leur convient.

Envisagée de cette manière, la dermatologie devient évidemment
pratique ; elle sort de l'histoire naturelle, où elle s'était réfugiée
depuis le commencement de ce siècle, pour rentrer dans la médecine, dans la vraie médecine, dans celle qui ne se contente pas de
nommer les maladies, mais qui s'efforce de les guérir. » Plus loin il
ajoute : « La méthode d'Alibert est la plus philosophique, elle permet
de ranger les maladies d'après leurs affinités et leurs dissemblances
naturelles, c'est la seule manière véritablement pratique de considérer les maladies de la peau, c'est la seule qui soit féconde en résultats thérapeutiques. C'est assez dire que nous adoptons les principes d'Alibert.

Peu nous importe qu'une maladie cutanée se présente avec des vésicules ou des pustules, l'essentiel, pour le vrai médecin, c'est de savoir si elle est *accidentelle* ou *constitutionnelle.....* »

Ainsi M. Hardy considère la connaissance de la lésion élémentaire des affections cutanées comme secondaire, et pense qu'avant tout on doit s'occuper de la nature, de la cause des affections cutanées ; qu'il faut les classer non d'après la considération de la lésion primitive, mais d'après leurs affinités de nature, de famille, etc.

Malheureusement, à l'exemple d'Alibert, son maître, M. Hardy propose une classification dont les ordres ne répondent pas aux principes qu'il y avait inscrits en tête.

« Nous admettons dix classes de maladies de la peau, dit-il : celles des macules et des difformités, des inflammations locales, des affections parasitaires, des fièvres éruptives, des éruptions symptomatiques, des pestes, des scrofulides, des syphilides, des cancers, des maladies exotiques. »

« Telle est la classification, ajoute-t-il, que nous proposons. En l'entendant exposer, on peut déjà saisir les avantages pratiques ; d'après cette méthode, en effet, une maladie cutanée étant donnée, en la classant dans un des ordres que nous avons admis, on a immédiatement une idée nette de sa nature, sur son pronostic et sur son traitement..... »

Ces paroles seraient justes si toutes les classes de M. Hardy avaient leur raison d'être, s'il était vrai que toutes les affections cutanées, comprises dans la classe des affections inflammatoires locales, par exemple, fussent réellement des affections locales et inflammatoires, mais il est loin d'en être ainsi.

Que signifient ces mots *inflammation locale?* existerait-il par hasard des inflammations générales ? mais si l'inflammation est caractérisée par l'hyperémie des vaisseaux capillaires, l'extravasation d'un liquide séro-fibrineux organisable....., en un point du corps, toute inflammation n'est-elle pas locale ? Il existe des inflammations simples et des inflammations spécifiques ; mais les unes et les autres sont locales, affectent un point localisé du corps. Cette expression est donc vicieuse. Il est vrai que M. Hardy explique ce que l'on doit entendre par inflammation locale, et dit que par ce nom il désigne toute inflammation indépendante d'un état général , mais l'expression n'en est pas moins fautive. Admettons néanmoins que ce soit une erreur de plume ; est-il possible d'admettre que l'érythème, l'herpès, l'urticaire, soient des inflammations indépendantes d'un état général ? Est-il certain, d'abord, que l'érythème, l'urticaire , soient des inflammations ; ou ne sont-ce que des états congestifs de la peau? Ensuite, est-il vrai que l'érythème , l'urticaire , l'herpès, soient des affections indépendantes d'un état général? Sans doute, quand l'érythème est artificiel ou parasitaire, il est essentiellement simple, indépendant d'un état général ; mais quand il est précédé de prodromes , persiste pendant trois à six semaines , sans que l'on puisse en abréger la durée par aucun traitement, ne doit-on pas le considérer comme une manifestation d'un état général (érythème noueux, marginé, papuleux, etc.)? J'ai dit plus haut que M. Bazin regardait ces affections comme des pseudo-exanthèmes.

Dans le service de M. Hardy, est encore couché en ce moment un malade affecté de rhumatisme goutteux, qui , depuis deux ans, voit apparaître, chaque jour, des papules ortiées, dès qu'il subit l'influence du froid. Peut-on admettre que le froid est la seule cause de l'urticaire, que cette affection doit être rangée parmi les affections de cause externe ? mais pourquoi son voisin brave-t-il impunément l'air extérieur, sinon parce qu'il ne possède pas cette cause interne , cette disposition, cet état particulier de l'organisme, cet état général en un mot, cause première de l'urticaire, cause sans laquelle toutes les causes occasionnelles sont impuissantes !

Laissons d'ailleurs la parole à M. Bazin, et citons le passage suivant de sa leçon sur l'érythème professée en 1861 : «Dans son premier traité, Alibert rangea l'érythème dans la classe des dartres, et le décrivit sous le nom de *dartre érythénoïde* ; mais lorsqu'il créa son ordre des dermatoses, il en fit un genre de dermatoses eczémateuses, famille prétendue naturelle , et composée cependant d'êtres essentiellement différents dans leur nature, puisqu'elle comprend l'érythème, l'érysipèle, le pemphigus, le zoster, la phlysacia, le cnidosis, etc. etc.

« Les alibertistes ont considéré l'érythème comme une affection, mais n'ont pas réussi à le classer d'une manière plus naturelle que leur maître : c'est ainsi que M. Hardy a composé, avec la famille des dermatoses d'Alibert, sa classe des maladies cutanées accidentelles ou des inflammations locales, qui comprend les six premiers genres d'Alibert, et en outre les trois genres suivants : le strophulus, le prurigo, et l'acné.

« Eh bien, Messieurs, nous avons hâte de le déclarer, les maladies cutanées accidentelles de notre collègue ne sont pas plus rattachées les unes aux autres que les dermatoses eczémateuses d'Alibert par les liens d'une lésion élémentaire identique d'une marche, d'une terminaison, d'un pronostic et d'un traitement commencé.

« L'élément primitif de l'érythème n'est-il pas une tache, celui de l'acné une pustule, celui du pemphygus une bulle ?

« L'érythème, l'urticaire, le zona, n'ont-ils pas une marche rapide, et ne se terminent-ils pas favorablement dans l'espace de trois à six semaines, tandis que l'acné se perpétue pendant des années, et que le pemphigus offre essentiellement une marche lente et chronique, et se termine en général par la mort ?

« Telles affections ne réclament-elles pas un traitement local, et celles-ci une médication interne ?

« Quel est donc le trait d'union de ces affections ? M. Hardy leur assigne pour caractères communs d'être accidentelles, non contagieuses et indépendantes de toute diathèse.

« Mais, Messieurs, les maladies contagieuses, la gale, la teigne, ne sont-elles pas surtout accidentelles, dans le sens absolu de ce mot ? n'est-ce pas fortuitement et par le contact essentiellement accidentel d'un individu avec un autre que ces affections surviennent ? et celles-là n'ont-elles pas seules avec les affections artificielles le droit d'être décorées du nom d'*accidentelles* ? Mais, en outre, est-il permis d'avancer que l'érysipèle, dont on observe si souvent des épidémies, que le zona, dont les limites sont si tranchées, que l'urticaire, dont la marche intermittente est si remarquable, qui tantôt offre la marche aiguë des pseudo-exanthèmes, et alors est précédé de phénomènes prodromiques, tantôt se perpétue pendant des mois et des années à la manière des affections dartreuses, que l'acné, dont la transmission héréditaire est si évidente, que le pemphigus, qui conduit si fatalement à la mort..., que toutes ces affections sont accidentelles et indépendantes de toute diathèse ? Mais il n'est peut-être pas d'affection qui, plus que l'urticaire, nécessite l'admission d'un état général de l'économie, d'une disposition interne pour permettre d'expliquer son apparition à la suite de l'ingestion de certains aliments, de moules par exemple.

«S'il me fallait opter entre la classe des exanthèmes de Willan et celle des dermatoses eczémateuses d'Alibert ou des maladies cutanées accidentelles de M. Hardy, je n'hésiterais pas un seul instant et j'accepterais immédiatement celle du dermatologiste anglais. A mes yeux, la classe des maladies cutanées accidentelles est l'analogue de celle des hétéromorphes de M. Cazenave, des maladies innominées ou *incertæ redis* des autres auteurs ; elle prouve le vice de sa classification générale, elle nous rend évident l'embarras que son auteur a dû éprouver pour classer certaines affections, en ne prenant pour bases que les principes qu'il y avait inscrits en tête, et la nécessité dans laquelle il s'est trouvé de créer une classe nouvelle et peu naturelle pour y donner place aux affections qu'il ne pouvait faire entrer dans les autres cadres de sa classification, affections essentiellement différentes d'ailleurs dans leur nature et n'ayant aucun droit à se trouver les unes à côté des autres. »

La cinquième classe, celle des affections symptomatiques ne saurait davantage recevoir notre approbation ; ici, dit M. Hardy, l'éruption n'est qu'accessoire et n'occupe qu'une place très-secondaire dans l'histoire de la maladie ; nous rangerons donc dans ce groupe l'*herpes labialis,* les taches rosées de la fièvre typhoïde, les sudamina, le purpara. Le traitement devra s'adresser à la maladie principale.

Mais les affections dartreuses, l'eczéma, le psoriasis, les affections syphilitiques et scrofuleuses, les éruptions rubéoliques, varioliques, scarlatineuses, ne sont-elles pas symptomatiques? Toutes les affections cutanées sont symptomatiques, aucune ne constitue une maladie, et si M. Hardy avait fait précéder le paragraphe consacré à la classification d'un exposé des différences qui séparent la maladie, l'affection, la lésion et le symptôme, il n'aurait certainement pas établi cette classe d'affections symptomatiques.

La classe des cancers n'a pas davantage sa raison d'être. Les dégénérescences cancéreuses sont des manifestations symptomatiques d'une maladie constitutionnelle ou d'une diathèse, mais ne constituent pas des maladies ; M. Bazin a démontré que les dartreux offraient assez rarement des affections cancéreuses des viscères au décours de leur existence ; M. Hardy lui-même a rapporté cette année l'histoire de plusieurs malades auxquels il avait donné ses soins pour des eczémas dartreux, et qui, quatre, cinq, six ans après, étaient venus le consulter de nouveau pour des affections cancéreuses; et, conséquent avec lui-même, logicien serré, il en a tiré la conclusion que le cancer était une manifestation de la dartre ; mais alors pourquoi créer une classe de cancers, ne pas ranger le cancer parmi les affections dartreuses ?

Enfin rien n'est plus irrationnel que la classe des maladies exotiques! En parlant de sa classification, M. Hardy a écrit : «Une maladie étant donnée, en la classant dans un des ordres que nous avons admis, on a immédiatement une idée nette sur sa nature, son pronostic, et sur son traitement. » Ces paroles sont-elles applicables aux affections de la classe des maladies exotiques? Cette expression *maladie exotique* entraîne-t-elle à sa suite une idée telle, que nous ayons des données sur la marche, la durée, la terminaison de la maladie? Mais l'homme des tropiques est, comme celui des climats tempérés, sujet à un grand nombre de maladies! La fièvre jaune, la peste, la lèpre, le pian, sont des maladies exotiques! Quel rapport existe-t-il cependant entre elles? La lèpre doit être placée dans la classe des maladies constitutionnelles, et la fièvre jaune dans celle des pyrexies. D'ailleurs la fièvre jaune est une maladie exotique. Pourquoi M. Hardy, dans son traité de pathologie interne, la place-t-il dans la classe des pyrexies, et non dans celle des maladies exotiques?

Les seules classes de la classification de M. Hardy, que nous puissions admettre, sont celles des maladies parasitaires, des fièvres éruptives, des dartres, des syphilides et des scrofulides.

Du moins, si nous avons critiqué cette classification, nous plaisons-nous à reconnaître que les principes qui sont inscrits en tête sont excellents; que l'idée mère est bonne, et que l'exécution seule laisse à désirer. D'ailleurs cette classification a été émise en 1857, et nous aimons à croire que M. Hardy en a depuis cette époque reconnu les imperfections, et que, dans la prochaine édition, il la modifiera; reconnaîtra que la distinction de la maladie, l'affection, la lésion et le symptôme, la séparation des affections cutanées en affections de cause interne et affections de cause externe, est capitale; acceptera la classe des maladies constitutionnelles....; enfin donnera une classification, dont on pourra dire : elle est la sœur cadette de celle de M. Bazin.

Nous voudrions pouvoir arrêter ici notre plume; ou du moins, si nous la laissons encore errer sur le papier, n'avoir plus que des paroles élogieuses à lui faire tracer; mais hélas! c'est encore au rôle de critique que nous sommes réduit!

Dans son traité des maladies cutanées, M. Hardy trace successivement l'histoire des dartres, des scrofulides, des syphilides, des affections accidentelles et des affections parasitaires; nous allons le suivre sur chacun de ces terrains différents.

Nous appelons *dartres*, dit M. Hardy, des affections de la peau à lésions élémentaires différentes, non contagieuses, se transmettant souvent par voie d'hérédité, se reproduisant d'une manière presque constante, présentant pour symptôme principal des démangeaisons, disposées à s'étendre, à marche habituellement chronique, et dont la guérison a lieu sans cicatrices, bien qu'elles s'accompagnent souvent d'ulcérations. Ces affections sont dues à une disposition générale de l'économie, que nous appelons *diathèse dartreuse*.

Parmi les nombreuses affections de la peau, il y en aurait seulement quatre qui constitueraient des manifestations dartreuses ; ce seraient l'eczéma, le pityriasis, le psoriasis et le lichen, et non-seulement ces affections seraient des manifestations dartreuses, mais encore elles ne reconnaîtraient aucune autre cause (1) !

Mais nous avons vu que M. Bazin admettait l'existence d'affections herpétiques pseudo-exanthématiques, telles que le zona, l'urticaire, l'herpès, etc., et celles d'affections chroniques, qu'il divise en affections sèches et affections humides.

Les affections sèches sont..........
- le lichen.
- le prurigo.
- le pityriasis.
- le psoriasis.

Les affections humides sont. ....
- l'eczéma.
- le pemphigus.
- l'impétigo.
- l'ecthyma et le furoncle.

D'autre part, j'ai démontré que les affections ci-dessus indiquées n'étaient pas exclusivement dartreuses, mais encore scrofuleuses, arthritiques, etc.

Les deux savants dermatologistes sont donc en désaccord sur ce point de la science, et l'élève, aussi bien que le lecteur, éprouve un embarras réel en présence de deux doctrines émises par des hommes

---

(1) Dans les leçons de cette année, M. Hardy a même professé que le pityriasis n'était qu'une phase de l'eczéma, que souvent il en était de même du lichen, et qu'à la rigueur, on pouvait n'admettre que deux dartres : le psoriasis et le pityriasis.

également recommandables ; il ne sait à laquelle il doitaccorder la préférence , il hésite et n'a souvent, lorsqu'il quitte le seuil de Saint-Louis , où a terminé la lecture des œuvres de MM. Bazin et Hardy, que doute, incertitude, et voire même incrédulité dans l'esprit. Essayons de démontrer où siége la vérité, où siége l'erreur.

L'eczéma, dit M. Hardy, est exclusivement une affection dartreuse; l'eczéma, professe M. Bazin, constitue une affection qui tantôt reconnaît pour cause le vice dartreux, ou scrofuleux ou arthritique, tantôt est due à l'action d'agents irritants ou à l'existence de parasites.

Pendant le cours de l'année que nous avons passée dans le service de M. Bazin en qualité d'interne, nous avons pu observer un grand nombre de malades affectés , les uns d'un eczéma de cause externe, les autres d'un eczéma constitutionnel, et nous pourrions citer à l'appui des opinions professées par M. Bazin plus de cent observations ; mais, outre que la lecture de ces récits, tous calqués les uns sur les autres, serait fastidieuse, un seul fait ne suffit-il pas pour entraîner la conviction, quand on ne veut pas fermer les yeux à la lumière ? Nous ne donnerons donc qu'une seule observation de chacune des espèces d'eczéma, et un résumé d'une observation remarquable de lichen scrofuleux.

Eczéma scrofuleux (n° 17, Sainte-Foy).

La nommée X....., âgée de 30 ans, domestique, entra dans le service de M. Bazin le 5 mai 1861. Cette malade, séparée dès son bas âge de ses parents, ne peut donner aucun renseignement sur eux ; mais elle raconte qu'elle eut des gourmes très-abondantes jusqu'à l'âge de 14 à 15 ans, et des ganglions cervicaux du volume d'un œuf de pigeon de chaque côté du sterno-mastoïdien, qu'à 16 ans elle fût réglée et que tout disparut ; que depuis un an elle est affectée d'une tumeur lacrymale pour laquelle elle a reçu les soins de M. Ducommun pendant un an ; que simultanément avec la tumeur lacrymale, elle avait de la rougeur des paupières, rougeur qu'elle dit avoir depuis son enfance ; enfin qu'à son arrivée à Paris, ses règles cessèrent de paraître pendant cinq mois, et qu'elle eut une poussée furonculaire pendant cette aménorrhée, poussée qui fut suivie d'une affection suintante derrière la tête.

Aujourd'hui on constate l'existence d'un eczéma impétigineux occupant toute l'étendue du cuir chevelu, la face postérieure des oreilles et même la figure. Cet eczéma n'est pas le siége de démangeaisons vives ; l'emploi d'un traitement local approprié à l'état de l'affection et d'un traitement général antiscrofuleux suffit pour la guérir en moins d'un mois.

Eczéma arthritique.

M. de X......, âgé de 68 ans, se confia aux soins de M. Bazin le 17 octobre 1861. M. le comte est d'une haute structure, d'un embonpoint ordinaire, a toujours joui d'une excellente santé, et, à l'exception d'épistaxis quelquefois abondantes, n'a jamais eu aucune indisposition, c'est la première fois qu'il a recours aux conseils des hommes de l'art.

Favorisé des dons de la fortune, jouissant d'une haute position, il a fait abus de la bonne chère, des vins vieux et des plaisirs de Vénus.

Son père est mort à un âge avancé ; il était affecté d'accès de goutte depuis plusieurs années.

M. de X..... éprouve également, depuis plusieurs années, des accès de goutte, et, au moment où j'écris ces lignes, le gros orteil du pied gauche est tuméfié, gonflé, rouge et douloureux ; les urines sont claires et ne présentent pas de dépôt ; M. de X.... tousse et expectore des crachats épais, visqueux et jaunâtres.

Il y a un an environ, apparut un eczéma au niveau des extrémités inférieurs des doigts, sous la forme de petites plaques circonscrites, de la largeur d'une pièce de 1 franc, peu suintantes (eczéma sec circonscrit), puis sur l'avant-bras, les coudes, le nombril, les bourses, les pieds et orteils, des plaques semblables ne tardèrent pas à se montrer. Ces plaques sont le siége de picotements et non de véritables démangeaisons.

Les traitements les plus variés et les plus intempestifs furent dirigés contre l'eczéma. M. de X..... fut envoyé à Dieppe et Bagnères-de-Luchon sans en éprouver aucune amélioration.

M. Bazin le soumit au traitement alcalin, mais bientôt une fièvre intermittente intercurrente força de suspendre pendant près de trois semaines; depuis quinze jours environ M. de X..... a repris le traitement alcalin, et l'eczéma présente une amélioration qui fait espérer une prompte guérison.

Eczéma artificiel; cantharides (M. Mathieu, p. 44).

Le nommé A..... (Pierre), âgé de 22 ans, entra à Saint-Louis le 3 mai 1861.

Ce jeune homme, doué d'une bonne santé, travailla, pendant les huit jours qui précédèrent son entrée, à la distill ation descantharides, travail qui nécessitait de sa part de déboucher les alambics et de recevoir, sur la partie de la main en contact avec l'alambic et sur la figure, les vapeurs irritantes ; alors apparut sur ces points du corps une éruption caractérisée par de la rougeur, et, selon sa propre expression, par des petits boutons remplis d'eau, qui percèrent bientôt et donnèrent naissance à des squames (le lendemain du jour où il travailla à la distillation des cantharides, apparut l'éruption). Depuis cette époque il travailla à la fabrication de la strychnine, et dans tout ce qu'il fit l'emploi de l'alcool était utile ; l'éruption n'a pas cessé.

Aujourd'hui on constate sur la partie de la face dorsale des mains, qui entoure le pouce et l'index, de la rougeur avec des squames jaunâtres, et sur la main gauche des fissures d'où suinte de la sérosité.

Il en est de même sur les joues, les lèvres, le menton et le nez ;

la cessation du travail, l'usage des bains d'amidon, de poudre d'a-
midon, suffirent pour amener la guérison du malade en moins de
huit jours.

Lichen scrofuleux.

Le nommé X....., âgé de 17 ans, entra dans le service de M. Bazin,
à la fin de janvier 1861.

Ce jeune homme, né d'un père âgé et d'une mère scrofuleuse, fut
affecté, dès ses jeunes années, d'un lichen disséminé à la surface de
tout le corps, d'engorgements ganglionnaires, cervicaux et axillaires,
qui persistèrent jusqu'à cette époque. A son entrée à l'hôpital , il
offre l'état suivant :

Sa taille est ordinaire , ses lèvres volumineuses , son nez épaté ; à
la région cervicale s'observent des cicatrices , indices des écrouelles
suppurées; les aisselles présentent deux énormes masses ganglionnaires (du volume des deux poings), et toute la surface du corps est
le siége de saillies papuleuses offrant, en certains points, le volume
d'un grain de mil , recouvertes, dans les parties où le malade s'est
livré à des grattages, de croûtelettes sanguines à leur sommet. Les
démangeaisons sont cependant peu intenses et le malade avoue qu'il
se gratte par suite de l'habitude qu'il en a ; la peau est épaissie et
ses plis normaux exagérés ; en un mot ce malade présente tous les
caractères d'un lichen scrofuleux ; le traitement fut dirigé en conséquence : tisane de houblon , sirop antiscorbutique , sirop de fer,
bains d'amidon, à l'hydrofère, etc. Sous l'influence de ce traitement
l'affection cutanée s'améliora rapidement, et, après six mois environ
de séjour à l'hôpital , le malade sortait parfaitement guéri , la peau
avait repris son état normal, les ganglions axillaires avaient disparu,
l'embonpoint était augmenté, etc.

Depuis son jeune âge, ce malade avait été soumis aux médications
les plus variées sans en obtenir aucune amélioration.

Ainsi l'observation nous démontre que l'existence des eczémas de cause externe et des eczémas constitutionnels est réelle. Quelles sont donc les raisons que M. Hardy allègue pour les rejeter, pour n'admettre qu'une seule cause capable de déterminer l'eczéma, le psoriasis? C'est à leur exposition et à leur réfutation que nous allons consacrer les lignes qui suivent :

Sans doute, dit M. Hardy, il existe un eczéma dû à l'action d'agents irritants, mais cette affection n'est survenue sous cette influence que parce qu'il existait un sol dartreux; la friction, le contact irritant ne doit être regardé que comme une cause occasionnelle, le vice dartreux comme la cause interne, la cause réelle. Pourquoi, dit-il, tous les garçons épiciers n'ont-ils pas des eczémas, puisque tous subissent le contact d'agents irritants, sinon parce que tous ne présentent pas un sol favorable, un terrain dartreux.

Nous répondons à M. Hardy : si tout eczéma est dartreux, qu'il soit ou non provoqué par l'action de substances irritantes, il doit offrir les caractères d'affections dartreuses, c'est-à-dire présenter une tendance à s'étendre et à se prolonger, être le siége de démangeaisons intenses; mais ne voilà-t-il pas que l'eczéma artificiel est limité aux parties mises en contact avec l'agent irritant, ne présente aucune tendance à s'étendre, est le siége d'un prurit modéré, et guérit spontanément si le malade est soustrait à l'influence de la cause; est-ce là un eczéma dartreux?

Enfin, si certains garçons épiciers présentent une immunité pour l'eczéma, bien qu'ils subissent chaque jour le contact de substances irritantes, ne peut-on pas l'expliquer par la même raison avec laquelle on se rend compte de l'immunité de certaines personnes pour la gale, la teigne, avec laquelle on explique pourquoi chez tels individus l'inoculation de l'achorion donne naissance à la teigne favus, tandis que chez ceux-là elle n'est suivie d'aucun effet, ne peut-on pas les expliquer par les conditions de terrain et les prédispositions.

Il en est des causes irritantes comme du froid : il ne suffit pas qu'une personne s'expose au froid pour qu'elle soit affectée de pneumonie, il faut encore qu'elle possède en elle une prédisposition, une cause interne, un état intérieur de l'organisme ; il faut en outre que le terrain soit apte à recevoir le germe qui y est déposé, et à le féconder. Sur dix individus exposés, pendant un temps égal, au même refroidissement, pas un peut-être ne sera affecté de pneumonie. Pourquoi, sinon parce que des deux causes que je viens de signaler, la prédisposition et la condition de terrain, ou les deux ou l'une d'elles manquaient. Concluons donc en proclamant M. Bazin victorieux, et avançons un peu sur le terrain ennemi.

Je ne parlerai pas de l'eczéma parasitaire, les objections faites par M. Hardy sont les mêmes que celles que je viens d'énoncer au sujet de l'eczéma artificiel, la réponse doit donc être la même.

»L'eczéma scrofuleux n'existe pas plus que l'eczéma artificiel, aux yeux de M. Hardy, et pour ce médecin, l'eczéma que M. Bazin a décoré de ce nom est aussi une manifestation dartreuse.» Cependant M.Hardy a remarqué que l'on observait quelquefois l'eczéma chez les scrofuleux, puisqu'il dit : «L'eczéma a une prédilection pour le tempérament lymphatique, sans lui être cependant exclusif;» et plus loin, au paragraphe traitement : «L'huile de foie de morue est indiquée chez les eczémateux doués d'un tempérament lymphatique. » Mais le lichen, l'eczéma qui apparaît chez un scrofuleux n'en est pas moins une manifestation herpétique ; sans doute il présente un aspect différent de celui de l'eczéma simplement dartreux, mais nous expliquons, ajoute-t-il, cette différence de forme, d'aspect, par le terrain scrofuleux sur lequel il est enté ; le froment ne subit-il pas des modifications très-grandes dans son aspect et sa forme, suivant le sol dans lequel il a germé, a puisé les éléments de sa nutrition ; cependant ne reste-t-il pas invariablement froment?»

Nous répondons à M. Hardy : Mais si l'eczéma qui apparaît chez un scrofuleux est toujours une dartre, une affection dartreuse, et ne doit les modifications dans l'aspect et la forme qu'il présente qu'au terrain sur lequel il est né, l'usage de l'huile de morue et du sirop de fer ne devrait pas suffire pour le faire disparaître ; sans doute, les agents thérapeutiques peuvent améliorer l'état de l'affection en modifiant le terrain sur lequel elle est née ; mais il n'en est pas moins vrai que l'huile de morue, le sirop de fer, le sirop antiscorbutique, sont impuissants à modifier l'état dartreux, et que la persistance du vice herpétique doit entretenir l'eczéma, la manifestation dartreuse ; ou, s'il en était autrement, ne devrait-on pas admettre que, chez un scrofuleux affecté simultanément de syphilis, l'huile de morue et le sirop de fer, en modifiant le terrain sur lequel la syphilis est entée, pourraient guérir cette dernière maladie constitutionnelle ? Conclusion évidemment absurde.

D'ailleurs les scrofulides bénignes ne peuvent-elles pas dégénérer ensuite en scrofulides malignes ? Ne voyons-nous pas fréquemment, a dit M. Bazin, l'impétigo simple du nez ou de la lèvre se transformer, au bout d'un certain temps, en scrofulides rongeantes, et même en véritable lupus fibro-plastique ? On sait, ajoute notre maître, que ces transformations ont une très-grande importance, parce qu'elles prouvent la supériorité de nos doctrines sur celles des dermatologistes qui, n'admettant pas les scrofulides bénignes, les considèrent comme des manifestations de la diathèse dartreuse.

Ainsi, sur ce deuxième champ de bataille comme sur le premier, M. Bazin reste encore victorieux ; mais il ne suffit pas d'avoir franchi et envahi le terrain ennemi, il faut encore se rendre maître de la capitale, c'est-à-dire démontrer l'existence des arthritides.

Jusqu'à ce jour, M. Hardy a complétement rejeté et l'arthritis et les arthritides ; chaque année même, il se croit obligé de consacrer une leçon à la réfutation des caractères assignés par M. Bazin aux arthritides. Cependant, s'il était vrai qu'un élève pût différencier, après un mois d'études cliniques, les affections arthritiques des autres affections constitutionnelles, ne serait-ce pas déjà une preuve en faveur de l'existence des caractères que M. Bazin leur a assignés ? Eh bien, il n'est aucun des jeunes gens auxquels j'ai eu l'honneur de donner des leçons, à l'hôpital Saint-Louis, qui n'aient pu, après dix à douze entretiens cliniques, établir, à coup sûr, le diagnostic d'une arthritide. D'ailleurs recherchons si réellement les objections qui ont été faites par M. Hardy sont réelles et sérieuses (1).

« Nous avons puisé à cinq sources différentes les moyens de remonter à la nature de l'affection, à la maladie constitutionnelle, dont elle est l'effet : ce sont les caractères objectifs, le numéro d'ordre de l'évolution, les affections coexistantes, les antécédents et la thérapeutique, a dit M. Bazin, dans sa première leçon du cours de 1861.

« Eh bien, on a prétendu que les caractères objectifs n'étaient pas constants, manquaient le plus souvent, par conséquent ne pouvaient servir au diagnostic. Mais avons-nous jamais eu la prétention d'enseigner que la connaissance d'une seule de ces cinq sources était suffisante pour permettre de reconnaître la nature de l'affection, et n'avons-nous pas annoncé, au contraire, qu'il était nécessaire de les associer et de les combiner ? D'ailleurs, si les caractères objectifs des arthritides font quelquefois défaut, n'en est-il pas de même de ceux des syphilides et des scrofulides ? la couleur cuivrée des syphilides existe-t-elle toujours ? Dira-t-on, cependant que les caractères objectifs de ces affections sont inutiles ?

« Mais non-seulement on a nié la fréquence des caractères objectifs des arthritides, on a voulu aussi en démontrer le peu de valeur, et l'on a cherché à nous prouver que les observations recueillies dans notre service, et imprimées dans notre livre sur les arthritides et les herpétides, étaient en contradiction avec les propositions que nous avions avancées. On a prétendu que la symétrie la plus parfaite existait chez les malades dont nous avions décoré cependant les affections du nom d'*arthritides*. Malheureusement on prouvait ainsi que l'on avait mal interprété notre parole, dénaturé notre pensée.

---

(1) C'est en partie à la première leçon du cours de pathologie cutanée fait à l'hôpital Saint-Louis, en 1861 par M. Bazin, que nous empruntons cette réfutation.

« La symétrie ne consiste pas dans l'existence d'une plaque eczémateuse sur le dos de chaque main, mais dans son apparition simultanée de chaque côté du corps ; si une affection cutanée reste limitée pendant un ou deux ans sur un côté du corps, et si ce n'est qu'après ce laps de temps seulement qu'apparaît une éruption semblable du côté opposé, il ne me viendra jamais à l'esprit d'avancer qu'il existe là une éruption symétrique, comme le font nos adversaires. »

M. Bazin a écrit que « les arthritides avaient des lieux d'élection, tels que la face, le front, la racine des cheveux, la paume des mains, la plante des pieds, les régions axillaires et ombilicales, les mamelles au moment de la lactation, et enfin les parties génitales. »

Et aussitôt M. Hardy de s'écrier : « M. Bazin aurait eu beaucoup plus vite fait de nous dire où l'arthritis ne se développe pas ; car, sauf la partie postérieure du tronc, les cuisses et les bras, il regarde toutes les parties du corps comme étant les lieux d'élection des arthritides. »

Sans doute les affections pseudo-exanthématiques, l'urticaire, la roséole, peuvent occuper toute la surface du corps ; mais, à titre d'affections pseudo-exanthématiques, elles doivent être mises hors de cause. Restent donc les affections arthritiques chroniques ; mais il ne se passe pas de mois que nous n'observions deux ou trois exemples de psoriasis ou d'eczéma limités à la paume des mains ou à la plante des pieds, ou enfin au cuir chevelu, et restant stationnaires pendant plusieurs années. Eh bien, que l'on compare les affections arthritiques avec les affections dartreuses, qui, un mois à peine après leur apparition, ont quelquefois envahi toute la surface du corps, et ne sera-t-on pas conduit à déclarer que ces affections occupent les parties découvertes et restent stationnaires. Sans doute on trouve des exemples d'eczéma nummulaire caractérisés par la dissémination de l'affection ; mais alors n'existe-t-il pas deux autres caractères : la petite étendue de la surface malade, et enfin la sécheresse de l'affection. Encore une fois, ce n'est pas d'après un seul caractère que l'on arrive au diagnostic, mais d'après l'ensemble des caractères.

« Il n'y a pas, dit M. Hardy, que les éruptions arthritiques qui présentent une forme nummulaire, on observe aussi ce caractère dans les affections parasitaires et syphilitiques. »

Il faut avouer que cette objection n'est pas très-sérieuse. De ce que les syphilides revêtent une forme nummulaire s'ensuit-il que les arthritides ne la revêtent pas? M. Hardy s'est-il jamais élevé contre l'absence des démangeaisons, considérée comme signe des affections syphilitiques, bien que les scrofulides ne donnent pas naissance au prurit?

Peut-on, en vérité, regarder comme plus sérieuse l'objection suivante : Non, le caractère de la sécheresse n'est pas constant, puisque dans une de vos observations il est dit : les poussées se sont multipliées, des bulles remplies de sérosité transparente.... ont apparu ! Mais n'est-il pas évident que ce caractère ne s'applique pas au pemphigus ni à l'herpès, mais seulement à l'eczéma ; que l'on a voulu opposer la sécheresse de l'eczéma arthritique à la sécrétion abondante de sérosité que présente l'eczéma herpétique ?

« D'après notre collègue, dit M. Hardy, les arthritides sont disposées en groupes séparés par des intervalles de peau saine qui n'ont pas de tendance à se réunir. » Mais ceci se rapporte tout aussi bien à certaines espèces de syphilides et d'herpétides. Nous répondrons encore à M. Hardy qu'il importe peu que ce caractère appartienne aux syphilides aussi bien qu'aux arthritides ; que s'il existe réellement, il aura réuni à d'autres caractères une valeur qu'on ne saurait récuser. Enfin nous nions formellement qu'il soit commun aux arthritides et aux herpétides ; les affections dartreuses occupent d'emblée ou en un court espace de temps une large surface, et ne se présentent pas sous l'aspect circonscrit qu'offrent les arthritides.

« On a prétendu que les affections cutanées arthritiques non-seulement ne disparaissaient pas après une certaine durée de la maladie constitutionnelle, mais augmentaient même en nombre et en intensité pendant deux, quatre ans, et même un laps de temps plus considérable. Eh bien, dit M. Bazin, quand même elles s'accroîtraient pendant quinze ans, nous prétendrions encore que notre loi ne perdrait pas de sa valeur ! N'avons-nous pas écrit, en effet, que pendant tout le cours de l'existence de la période des affections cutanées celles-ci pouvaient s'accroître, et qu'à l'apparition seule des affections de la troisième période, elles disparaissaient progressivement !

« 2° Nous avons assigné aux affections des maladies constitutionnelles une évolution dont on a infirmé aussi la réalité ; on a dit, en effet, qu'elles n'occupaient pas toujours la même place dans l'ordre d'apparition des divers états organopathiques, que tantôt elles apparaissaient peu de temps après le début de la maladie, tantôt à une période avancée ; que la scrofule, par exemple, pouvait débuter par une tumeur blanche, affection que nous avons rangée parmi celles de la troisième période. Mais n'avons-nous pas écrit qu'il existe une forme fixe primitive de la scrofule, caractérisée par la présence d'une seule affection qui se montre au début et persiste pendant tout le cours de la maladie ?

« 3° J'ai indiqué, en troisième lieu, ajoute M. Bazin, comme source de diagnostic, la recherche des affections concomitantes et préexistantes, et on s'est encore empressé d'annoncer que chez un grand nombre de malades on ne constatait l'existence d'aucun antécédent ; que dans l'arthritisme les affections cutanées n'étaient le plus ordinairement précédées ni de douleurs rhumatismales ni d'attaques de goutte.

« Mais en m'adressant cette objection on oubliait sans doute que chaque jour on admet l'existence de scrofulides et de syphilides, bien que les antécédents fassent défaut ; on oubliait surtout que Lorry a écrit que, dans les familles de goutteux, les personnes sujettes à des accès de goutte sont celles dont les téguments restent ordinairement indemnes de toute éruption, et que les affections tégumentaires apparaissent ordinairement chez celles dont les articulations sont libres ; on avait oublié enfin que nous-même avons dit : «Plus l'attaque de rhumatisme ou de goutte est intense, moins les arthritides sont prononcées ; au contraire, les affections cutanées sont tenaces et opiniâtres lorsque le rhumatisme articulaire n'existe pas ou se montre à un faible degré. »

«Enfin on a refusé aux alcalins toute action curative sur les affections arthritiques, et, chose étrange ! ceux-là mêmes qui nient leur ulilité les mettent chaque jour en usage, et en ont préconisé l'emploi contre les affections dartreuses développées chez des personnes douées d'un système musculaire très-développé, d'un tempérament sanguin....., offrant, en un mot, tous les attributs de la constitution arthritique. D'ailleurs il vous suffira de suivre quelque temps mon service pour constater vous-mêmes les heureux résultats de leur administration.

«Elles sont donc illusoires les objections qui ont été émises contre nos doctrines, et en vain une critique véhémente a essayé d'ébranler de son choc l'édifice que nous avons construit, il est resté immobile sur ses bases ! »

Le lecteur aurait peut-être désiré nous voir réfuter les objections faites par M. Hardy à l'aide d'observations ; mais l'histoire du comte X..... ne nous démontre-t-elle pas que l'eczéma goutteux est azymétrique, présente la forme nummulaire, une sécheresse particulière, donne naissance à des picotements. L'observation des malades affectés de psoriasis palmaire arthritique, c'est-à-dire précédé ou accompagné de rhumatisme et d'accès goutteux, ne nous prouve-t-elle pas que les affections arthritiques occupent surtout les parties découvertes, et est-il besoin, pour le lecteur impartial, que nous multipliions les faits !

Je devais arrêter ici la partie de ce travail consacrée à l'arthritis, mais j'ai pensé que je ne pouvais m'empêcher d'exprimer mon opinion à l'égard de la thèse de M. Gérin-Roze : *De la Dartre et de l'arthritis.*

M. Gérin-Rose dédie sa thèse à son maître M. Hardy, c'était son droit, son devoir même ; mais dans la dédicace il écrit : «L'arthritis,

comme vous le savez, est encore un chaos, ses débris se trouvent
dispersés dans les vieux ouvrages, et c'est là qu'il faut les aller chercher pour en compléter l'histoire. »

Or, notre collègue admet a peu près (1) la définition qu'a donnée
M. Bazin des maladies constitutionnelles, regarde la dartre comme
une maladie constitutionnelle, lui reconnaît quatre périodes, et énumère les affections que l'on observe dans chacune de ces phases ;
considère l'arthritis comme une maladie constitutionnelle, lui reconnaît quatre périodes, et énumère les affections que l'on observe dans
chacune de ces phases ; enfin les cent premières pages de sa thèse,
sauf quelques modifications dont nous n'avons pas à le louer, ne
sont que la reproduction des pages du traité de la dartre et de l'arthritis de M. Bazin !

Mais pourquoi dédier à M. Hardy une thèse dont plus de cent
pages consacrées à l'exposition des doctrines de M. Bazin ! pourquoi avancer que l'arthritis n'est qu'un chaos dans l'exorde, et à la
péroraison admettre que l'arthritis est une maladie constitutionnelle, en donner une définition, lui reconnaître quatre périodes,
énumérer les affections auxquelles elle donne naissance dans son
cours !

D'ailleurs M. Gérin-Roze admet l'arthritis, reconnaît que cette maladie est caractérisée par des affections de la peau, puisqu'il a écrit :

---

(1) « La définition de la maladie constitutionnelle que donne M. Bazin est loin
de nous paraître bonne ; que nous apprend, en effet, le premier tiers de la définition sur le sujet qu'il doit nous faire connaître ? Rien, car qu'est-ce qu'une
maladie : contagieuse ou non, aiguë ou non, fébrile ou non, continue ou non ?
Nous les retranchons donc, » dit M. Gérin-Roze.

Il est fâcheux que notre collègue n'ait pas compris qu'une définition, pour être
bonne, doit contenir l'énoncé des phénomènes principaux de la maladie, que la
syphilis étant contagieuse, et la scrofule non contagieuse, la syphilis et la scrofule offrant le plus souvent des intermittences, mais étant quelquefois continues,
on devait faire entrer dans la définition les termes contagieuse ou non, continues
ou non.....

« L'arthritis est caractérisée..... et par des affections variées de la peau. » Mais il ne veut pas que ces manifestations cutanées aient des caractères propres, ou, s'ils en possèdent, qu'on les connaisse ! Nous répondrons à notre collègue, que toutes les affections symptomatiques des maladies constitutionnelles ont des caractères particuliers : ainsi est-il des scrofulides, des syphilides, des herpétides. Reste donc la question de savoir si ceux qui ont été assignés par M. Bazin aux arthritides sont réels. M. Gérin-Roze ne le pense pas, et, dans la seconde partie de sa thèse, reproduit textuellement la leçon faite cette année par M. Hardy contre les arthritides. Nous croyons avoir réfuté les objections de son maître, et prouvé que les arthritides possèdent réellement les caractères que leur a assignés M. Bazin. Du reste, si, comme l'admet M. Gérin-Roze, il existe des arthritides, si ces affections ne possèdent pas les caractères que leur a assignés M. Bazin, quels sont ceux qu'ils offrent ? Évidemment ce ne sont pas les caractères des herpétides, des scrofulides, des syphilides, des affections parasitaires....; mais alors on arrive encore, par exclusion, à conclure que ce sont ceux qui ont été indiqués par M. Bazin ! car, en dehors des caractères qu'offrent les affections scrofuleuses, syphilitiques, herpétiques, parasitaires, etc., quels sont ceux que présentent les affections cutanées, sinon les caractères que M. Bazin a assignés aux arthritides. Concluons donc que M. Gérin-Roze a eu tort de ne pas admettre les caractères attribués aux arthritis, quand il avait accepté l'arthritis et les affections arthritiques, entraîné sans doute par le désir de plaire à son maître !

Mais poursuivons notre œuvre. Nous avons prouvé que, loin de constituer exclusivement une manifestation dartreuse, l'eczéma était tantôt artificiel ou parasitaire, tantôt symptomatique de la scrofule, la dartre, l'arthritis. Il nous reste maintenant à démontrer que l'eczéma, le psoriasis, le pityriasis et le lichen, ne constituent pas les seules affections dartreuses ; mais que le pemphigus, l'*urticaria*

13

evanida, etc... sont des affections dartreuses; or n'est-il pas évident qu'aucune affection ne présente aussi nettement accusés que le pemphigus les caractères assignés aux affections dartreuses! Le pemphigus chronique herpétique n'apparaît-il pas chez des personnes offrant les signes de la constitution dartreuse; les émotions morales, les chagrins, ne sont-ils pas l'une des causes occasionnelles les plus fréquentes du pemphigus? cette affection ne s'étend-elle pas rapidement sur toute la surface du corps, n'offre-t-elle pas une résistance opiniâtre à tous nos moyens thérapeutiques, un balancement avec les affections de la muqueuse intestinale?

N'en est-il pas de même de l'urticaire chronique (*uticaria evanida*)?

Qu'il me soit permis à ce sujet de rectifier un diagnostic de M. Gérin-Roze : page 125 de sa thèse, mon collègue donne une observation d'urticaire à laquelle il applique la dénomination d'*arthritique*, eh bien! j'ai observé la malade dont M. Gérin rapporte l'histoire, j'ai recueilli moi-même son observation, et je puis affirmer que cet urticaire était une manifestation dartreuse. D'ailleurs l'observation même de mon collègue le prouve surabondamment; il s'agit d'une malade qui présente tous les caractères de la constitution dartreuse, qui offre un urticaire dont l'apparition est consécutive à des émotions morales, qui ne subit pas l'influence des variations de température; et voilà qu'on le décore d'arthritique, parce que la malade a éprouvé quelques douleurs dans les jointures; mais n'y a-t-il donc que les arthritiques qui puissent éprouver quelques douleurs articulaires? Je dis douleurs articulaires et non rhumatismales, parce qu'en vérité on ne saurait désigner sous ce nom l'état qu'a présenté cette malade.

Mais revenons à notre sujet : nous avons prouvé qu'il n'existe pas seulement quatre dartres, comme le veut M. Hardy; mais que le pemphigus, l'urticaire chronique, doivent être considérés comme des affections dartreuses; est-il également vrai que les affections pseudo-exanthématiques, telles que la roséole, l'urticaire aiguë, le pityriasis aigu , le zona, constituent non-seulement des affections idiopathiques, mais encore des manifestations arthritiques et dartreuses ? Il n'est aucun médecin qui ne reconnaisse la coexistence de l'érythème noueux et des douleurs rhumatismales, qui n'ait observé des affections cutanées aiguës chez des rhumatisans. Moi-même ai pu cette année recueillir l'observation d'une malade affectée d'un eczéma arthritique du cuir chevelu, et qui présenta , dans le cours de son séjour à Saint-Louis, un zona perpendiculaire.

D'autre part, les affections pseudo-exanthématiques apparaissent fréquemment chez des personnes éminemment dartreuses, ayant offert ou présentant, à une époque plus avancée de leur vie, des manifestations chroniques, herpétiques. Pourquoi n'admettrait-on pas que la dartre ou l'arthritis puisse donner naissance à des pseudo-exanthèmes ?

Les scrofulides constituent la deuxième classe d'affections cutanées admises par M. Hardy ; mais, tandis que M. Bazin reconnaît l'existence des scrofulides bénignes et des scrofulides malignes, considère le lichen, l'eczéma, l'acné, l'impétigo, les engelures, comme les manifestations primitives de la scrofule, et le lupus, la scrofulide pustulo-cutanée, comme des manifestations secondaires et plus graves ; M. Hardy refuse de reconnaître les scrofulides bénignes , considère le lichen , l'eczéma , l'impétigo (ce n'est pour lui qu'une variété de l'eczéma), comme des affections dartreuses, et place seulement sous la dépendance de la scrofule le lupus , les scrofulides pustuleuses, verruqueuses, tuberculeuses, et les abcès de la peau.

Nous avons démontré, dans les pages qui précèdent, que les scrofulides bénignes avaient une existence que l'on ne pouvait nier ; nous n'insisterons donc pas plus longtemps sur ce sujet.

J'ai peu insisté sur les syphilides et sur les opinions professées à leur sujet par les médecins de l'hôpital Saint-Louis, parce qu'il existe un accord général sur la nécessité d'admettre une classe d'affections symptomatiques de la syphilis. Il est vrai qu'il existe des divergences au sujet des sources de la syphilis ; M. Hardy, admettant avec l'école du Midi, que la syphilis est exclusivement consécutive au chancre induré ; MM. Cazenave, Gibert, Devergie, Bazin , professant que la blennorrhagie, le chancre mou , peuvent être suivis de manifestations syphilitiques. Mais ces questions sont trop ardues , trop difficiles à résoudre pour que je puisse faire autrement que de les poser.

A M. Hardy appartient l'honneur d'avoir accepté le premier les résultats des travaux de M. Bazin sur les teignes et la gale , d'avoir contribué à vulgariser la connaissance de l'étiologie parasitaire des teignes, d'avoir réduit le traitement de la gale à deux heures. On m'objectera peut-être que c'est une faible gloire que d'accepter les découvertes de ses collègues et de les répandre ; cependant, si l'on veut se reporter au temps où M. Hardy se fit le défenseur habile des opinions émises par M. Bazin, si l'on réfléchit qu'à cette époque les travaux de mon illustre maître ne rencontraient en tous lieux qu'une opposition systématique, on acceptera, je pense, qu'il y avait non-seulement gloire, mais courage, à reconnaître et défendre l'étiologie parasitaire des teignes. Dans cette partie de son ouvrage, M. Hardy n'est en opposition avec M. Bazin que sur un seul point : se fondant sur le retour périodique du pityriasis versicolor, ce médecin penche vers la nature dartreuse de cette affection , et tend à considérer le parasite comme se développant secondairement sur des squames d'une affection dartreuse. Au contraire , M. Bazin regarde le pityriasis versicolor, comme une affection exclusivement parasitaire.

Telles sont les opinions que professe M. Hardy en dermatologie, tels sont les reproches que l'on peut lui adresser. Puissé-je avoir démontré, à ce distingué médecin , que si les bases de son édifice dermatologique sont solides et stables, du moins les diverses parties qui le constituent sont-elles irrégulières, se composent-elles d'éléments dissemblables, et puissé-je avoir contribué à le déterminer à modifier ses divers ordres de maladies, à les mettre en rapport, en harmonie, avec les principes généraux qu'il professe, et qui font sa supériorité et sa gloire.

Telles sont les doctrines médicales professées par les médecins de l'hôpital Saint-Louis : les unes, celles de MM. Cazenave, Devergie, Gibert, peuvent être décorées du nom de *willanistes;* une autre, celle de M. Hardy, peut être désignée sous celui d'*alibertistes;* enfin on peut regarder celle de M. Bazin comme constituant une nouvelle doctrine.

J'ai essayé, dans ce travail, de démontrer que les willanistes avaient eu le tort d'admettre la classification du médecin anglais, basée sur la considération de l'élément primitif, et ne pouvant conduire à la notion de nature seule capable de nous guider dans la voie de la thérapeutique ; de ne pas établir de distinction entre la maladie, l'affection, la lésion et le symptôme, de ne pas reconnaître d'espèces dermatologiques, et enfin d'être conduits, par ces doctrines, à un traitement presque exclusivement local ;

Que M. Hardy avait sans doute reconnu la nécessité d'abandonner la classification de Willan et d'en fonder une basée sur la nature, la cause des affections, mais qu'en n'admettant, pas plus que ses collègues les willanistes, les différences qui existent entre la maladie, l'affection, la lésion et le symptôme, en se rappelant trop les préceptes qu'il avait puisés dans l'enseignement d'Alibert, il avait élevé un édifice dont les diverses parties n'étaient pas en rapport avec les bases ; que n'ayant pas séparé le genre et l'espèce, il avait été conduit à ne reconnaître qu'une seule cause à l'eczéma, le psoriasis, etc. ; que si le traitement qu'il préconise dans les affections cutanées n'était exclusivement local que dans le cas d'affections dites *accidentelles* (5ᵉ classe) et *parasitaires,* était essentiellement général dans la plupart des affections; du moins M. Hardy n'avait-il pas spécifié assez nettement quels sont les modificateurs généraux que l'on doit mettre en usage dans les diverses affections cutanées que l'on observe; que la considération du tempérament ne pouvait conduire qu'à une thérapeutique essentiellement erronée.

Qu'au contraire, M. Bazin, s'appuyant sur les différences qui existent entre la maladie, l'affection, la lésion et le symptôme, avait établi la nécessité d'admettre une classification basée sur la lésion élémentaire, une classification anatomo-pathologique, et enfin une classification basée sur la nature des affections ; avait établi une distinction entre le genre et l'espèce ; démontré que l'eczéma est une affection générique qui présente les espèces scrofuleuse, arthritique, herpétique, parasitaire, artificielle, avait été conduit à établir le traitement de l'affection et celui de la cause, un traitement local et un traitement général ; qu'ainsi il avait renové la science au profit de la science elle-même et de l'humanité, fondé un monument plus durable que l'airain : *Eregit monumentum ære perennius !*